金咏梅　许方蕾　主编

粉红丝带

乳腺叙事科普

The Pink Ribbon

Breast Cancer Narrative Popular Science

同济大学出版社
TONGJI UNIVERSITY PRESS
·上海·

图书在版编目（CIP）数据

粉红丝带：乳腺叙事科普 / 金咏梅，许方蕾主编 . 上海：同济大学出版社，2025. 7. -- ISBN 978-7-5765-1766-8

Ⅰ. R473.73

中国国家版本馆 CIP 数据核字第 20252QK663 号

粉红丝带——乳腺叙事科普

金咏梅　许方蕾　主编

责任编辑　朱涧超　　**责任校对**　徐逢乔　　**封面设计**　唐思雯

出版发行　同济大学出版社　　www.tongjipress.com.cn
（地址：上海市四平路1239号　邮编：200092　电话：021-65985622）
经　　销　全国各地新华书店、网络书店
排　　版　北京华艺世纪缘科技发展有限公司
印　　刷　上海丽佳制版印刷有限公司
开　　本　889mm × 1194mm　1/32
印　　张　4.75
字　　数　130 000
版　　次　2025年7月第1版
印　　次　2025年7月第1次印刷
书　　号　ISBN 978-7-5765-1766-8

定　　价　50.00 元

编委会

EDITORIAL BOARD

主　审　方　琼　盛　丰

主　编　金咏梅（上海市第七人民医院）

许方蕾（同济大学附属同济医院）

副主编　赵　滨（上海市第七人民医院）

吴彩琴（上海中医药大学）

吴　静（上海中医药大学）

编　委（按姓氏笔画排序）

王　斐（上海市浦东新区公利医院）

叶茂蝶（上海市第七人民医院）

白书瑶（上海市第七人民医院）

苏丽垚（上海市第七人民医院）

李双双（上海市第七人民医院）

李朝民（上海市第七人民医院）

邱　霖（上海市第七人民医院）

佟　阳（上海市第七人民医院）

宋莉芳（上海市第七人民医院）
沈永红（上海岳阳中西医结合医院）
陆伟华（上海市第七人民医院）
顾频颉（上海市第七人民医院）
徐伶俐（上海市第七人民医院）
徐春静（上海市第七人民医院）
徐颖婷（上海市第七人民医院）
黄莹莹（上海市第七人民医院）
黄黎静（上海市第七人民医院）
曹培华（上海市第七人民医院）
韩双幸（上海市第七人民医院）
鲍文卿（上海市浦东新区公利医院）
蔡　妮（上海市第七人民医院）
薛　雯（上海市第七人民医院）

序

PREFACE

作为一名曾经的乳腺科护士，我深知乳腺癌给患者及其家庭带来的巨大挑战。这不仅是一场与疾病的抗争，更是一段需要勇气、智慧与陪伴的漫长旅程。正是这份深刻的职业经历与人文关怀的初心，让我内心充满使命感。《粉红丝带——乳腺叙事科普》这本书是“护理人文情怀丛书”的重要组成，旨在以科学为盾、以温情为伴，为每一位与乳腺癌相遇的人点亮前行的灯。

乳腺癌是全球女性健康的头号威胁，但医学的进步已让“治愈”成为可能。然而，治疗过程中的恐惧、术后的身体变化、康复期的心理调适，以及长期的生活质量维护，往往容易被忽视。本书从乳腺结节的早期预防讲起，通过真实案例与生动叙述，详细解读了乳腺癌的筛查、诊断、治疗及康复全流程。在“保乳与全切”的十字路口经历的心理挣扎，直面化疗药物带来的身心考验，与术后“麒麟臂”的持久博弈，以及如何重拾身体完整性的日常实践——从选择义乳到重塑生活尊严。本书以细腻笔触描摹疾病照护的全景图，让每个治疗节点都能找到温暖的注脚。

上海市第七人民医院金咏梅主任及乳腺外科护理团队探索出以乳腺癌患者的需求为导向，通过七师协作（肿瘤专业护师、康复理疗师、营养师、医师、心理咨询师、淋巴治疗师和 PICC 专业护师），打造基于主动健康理念的中西医结合乳腺癌全程管理模式，降低了相关并发症的发生率，为患者提供了优质护理服务。

作为护理工作者，我们始终相信，医学不仅是技术的施展，更是对生命的尊重与陪伴。书中还融入了丰富的中医调理方法，如疏肝解郁的穴位按摩、艾灸疗法，以及食疗方，体现了“中西医结合”的护理特色。同时，我们通过“粉红丝带女孩”的故事、外籍患者的经历等多元视角，展现护理如何跨越语言与文化的隔阂，传递共情与专业。

本书的诞生，凝聚了临床医护团队的实践经验与患者的勇敢分享。我们希望它不仅能帮助患者和家属掌握科学的疾病管理方法，减轻“未知”带来的焦虑，还能为同行提供一份融合人文关怀与专科技术的参考指南。每一个故事背后，都是生命的坚韧与医护的坚守；每一页文字里，都藏着我们对“全人护理”理念的践行。

最后，谨以此书致敬所有与乳腺癌抗争的勇者，以及默默守护的医护同仁。愿《粉红丝带——乳腺叙事科普》成为一缕温暖的光，照亮康复之路的荆棘与玫瑰，让每一个生命在风雨后重绽芳华。

方琼

2025-04-12

目录
CONTENTS

1 乳腺“团块”是怎么回事
——乳腺结节的预防

王女士攥着体检报告的手指关节微微发白，超声单上“乳腺结节 BI-RADS 3 类”的黑色铅字在候诊厅惨白的灯光下格外刺眼。去年此时，同样的纸面上还印着“小叶增生”，她甚至记得当时医生笑着安慰说“十个女人八个有”——可此刻那行字却像一根冰锥，顺着挎包里逍遥丸药瓶的晃动声，一点点扎进心底。当听到诊室突然传来“请王某某到甲乳疝外科专家门诊 X 号诊室就诊”的电子叫号音时，她险些捏皱了报告单边缘。

“医生，这结节……是不是要癌变了？”她几乎是跌坐在诊椅上，指甲在桌角抠出几道浅痕。

屏幕荧光映出医生镜片后的半张脸：“您看这个结节边缘光滑得像剥壳鸡蛋，血流信号也不明显，典型的乖孩子。”鼠标光标在超声图像上画了个圈，“不过您要是实在担心……”

“网上说 3 类有 2% 的恶性概率！”她的声音陡然尖利。

“是啊，比中彩票的概率还低。”医生突然摘下眼镜，“但您猜为什么医院不卖彩票？因为医学不靠运气——我们会用每半年的超声复查，把这 2% 盯得死死的。”

在转进隔壁的乳腺专病诊室时，王女士才发现这里没有消毒水味，取而代之的是淡淡的艾草香。墙上挂着的卡通解剖图里，一群圆滚滚的乳腺细胞正被“焦虑小怪兽”追得乱窜，旁边举着中药旗的“疏肝小分队”正从肝经方向赶来支援。

“您知道乳房像块吸满水的海绵吗？”医生的指尖在触控屏上划出一道波浪线，“压力大时激素潮水猛涨，把海绵挤得凹凸不平；等潮水退了，80% 的疙瘩都会自己缩回去。”屏幕上跳动的动态示意图里，几粒小圆点正随着粉色波浪渐渐平复。

王女士不自觉地伸手摸了摸胸口：“那我该……”

“每天洗澡时顺时针按揉乳房自检，半年后找我复查，还有……”医生突然笑了。“还有，把每天刷养生短视频的半小时，换成广场上的《最炫民族风》。”

什么是乳腺结节

乳腺的结构可以形象地比作由一颗颗葡萄组成的葡萄串。每一颗“葡萄”实际上是一个乳腺小叶，它们紧密排列，构成了乳腺的基本单位。在正常情况下，这些小叶在体表看起来是一个柔软的团块，质地并不坚硬。然而，当出现异常时，比如小叶发生增生或纤维化，这种团块可能会变得稍硬，形成所谓的乳腺结节。如果团块只是单纯变大就叫乳腺增生症，团块里面有“果汁”就叫乳腺囊肿，团块里长了纤维就叫乳腺纤维腺瘤，团块里面有烂掉的“果肉”就叫乳腺癌。

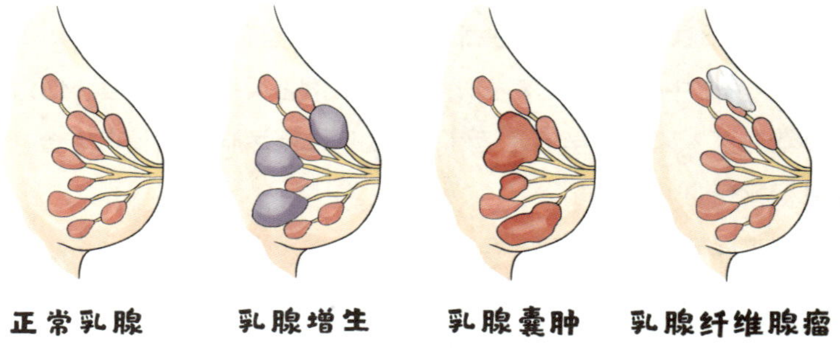

乳腺结节是一个广义的概念，无论是我们手摸到的，还是超声、乳腺X线（钼靶）、磁共振成像等影像检查出来的“肿块”，都叫结节。结节本身并不是疾病名称，而是一个形态上的统称。乳腺增生、乳腺囊肿、乳腺纤维腺瘤、乳腺炎等良性病变都可以表现为乳腺结节，单纯看结节这两个字并不能明确疾病性质，大多数乳腺结节是良性的。

哪些原因容易引发乳腺结节

（1）性激素水平紊乱：女性体内雌激素波动是导致乳腺增生结节甚至乳腺恶性肿瘤的重要因素。

（2）感染或损伤：乳房的感染或损伤都有可能导致乳房发生炎症，乳房发生炎症后容易导致乳腺结节。

（3）基因突变：*BRCA1*/*BRCA2* 基因的突变是导致乳腺癌的原因之一。

（4）不良生活习惯：高脂高糖饮食以及情绪波动大、易怒等也可能引发乳腺结节。

根据王女士的症状和病史，医生初步诊断是更年期体内激素水平波动所致的良性结节，让她不要紧张。

乳腺结节症状因人而异，可能出现乳房包块、乳房溢液、乳房胀痛等，如果是良性结节，可能摸到包块，但没有其他症状；如果是恶性结节，可能出现淋巴结肿大导致腋窝处有包块，乳房皮肤也可能出现凹陷，类似于脸颊上的酒窝，皮肤可能变成类似橘子皮的外观。

乳腺结节不是乳腺癌，不用看到乳腺结节就害怕。不仅仅是乳腺癌，女性正常生理期和乳腺疾病都可能表现为乳腺结节。乳房是一个雌激素敏感器官，月经来临前，有的女性可能摸到乳房凹凸不平、变厚、变硬，这是因为乳腺腺体和导管增大。如果这个时候去做乳腺超声，就会发现结节，一般月经结束后会改善。

哪些人群患乳腺癌的风险比较高

（1）既往有乳腺导管或小叶不典型增生或小叶原位癌（LCIS）的患者。

（2）30 岁前接受过胸部放疗的患者。

（3）有明显遗传倾向的患者，具体如下所述。

· 家族（包含一级、二级家属，一级家属指父母、子女以及兄弟姐妹；二级家属指叔、伯、姑、舅、姨、祖父母、外祖父母）中有 *BRCA1*/*BRCA2* 基因突变的携带者。

· 家族中有乳腺癌患者，发病年龄在 45 岁前；家族中 2 人患乳腺癌（1 人双侧或 2 个单侧），发病年龄在 45 ~ 50 岁；家族中 2 人或 2 人以上患有乳腺癌、卵巢癌、输卵管癌或原发性腹膜癌。

· 家族中有男性乳腺癌患者；曾患有乳腺癌、卵巢癌、输卵管癌或原发性腹膜癌。

国内几个比较大型的研究显示，即便是乳腺癌高风险的女性，确诊乳腺癌的概率也小于 5%。确定为良性的结节并不会突然变成癌症，因为良性的结节与恶性的癌细胞是性质不同的东西，良性结节不需要特殊处理，也不需要吃药治疗，定期复查就可以了。

乳腺癌高风险人群怎么做定期检查

根据王女士的叙述，其两位姑妈都有乳腺癌病史，王女士属于有遗传倾向的乳腺癌高风险人群，那么王女士需要多久进行 1 次乳腺检查呢?

（1）每年进行 1 次乳腺 X 线检查。

（2）每 6 ~ 12 个月进行 1 次乳腺超声检查、1 次乳腺体检。

（3）必要时每年进行 1 次乳腺增强磁共振成像检查。

乳腺结节的预防

乳腺结节发病率那么高，作为一名女性，我们日常如何预防呢？预防乳腺结节，重在平时的生活习惯。

多数患者经证实是良性结节，便以为切除后就没关系了。这时候，医生往往会告诉她们，可别高兴得太早，手术后再次复发是必须面对的风险。结节的发生是由乳腺内环境决定的，手术切除已有结节并不会改变内环境，所以不会增加也不会减少再发的风险。而且结节越是多发，越说明该患者的体内环境有助于结节生长，这种情况更易导致结节复发。乳腺结节作为女性常见疾病，发病原因主要是内分泌失调。因此，预防乳腺结节，重在养成良好的生活习惯。

（1）保持心情舒畅：中医认为，不良情绪会增加身体的患病风险，若长期情志不畅、运化失常、郁久而气血瘀滞、经络堵塞、痰瘀互结于乳，最终可能导致乳腺结节。精神过于紧张、压力过大、情绪过于激动等不良精神因素，都可能使本来应该复原的乳腺增生组织，得不到复原或复原不全。心情好，卵巢正常排卵就不会被坏情绪影响，孕激素分泌就不会减少，乳腺就不会因受到雌激素的单方面刺激而出现病变。已病变的乳腺，甚至可能在孕激素的刺激下逐渐复原。

（2）保持规律睡眠：保持规律睡眠，对身体健康至关重要。我们要保证充足的睡眠，尽量避免熬夜。《黄帝内经》记载“人卧血归于肝”，充足的休息能助力气血生养，使体内正气充盈，降低患恶性肿瘤的风险。

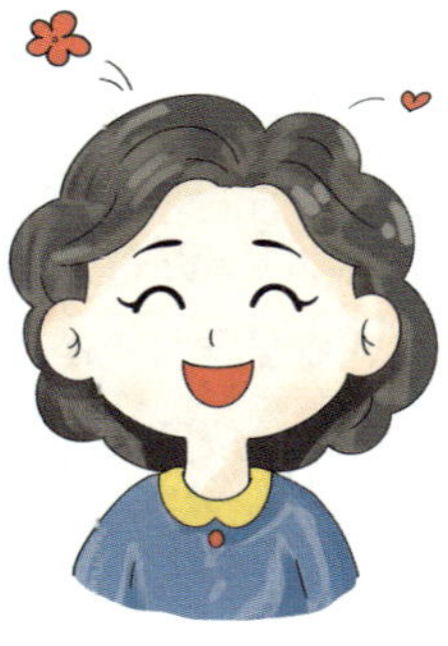

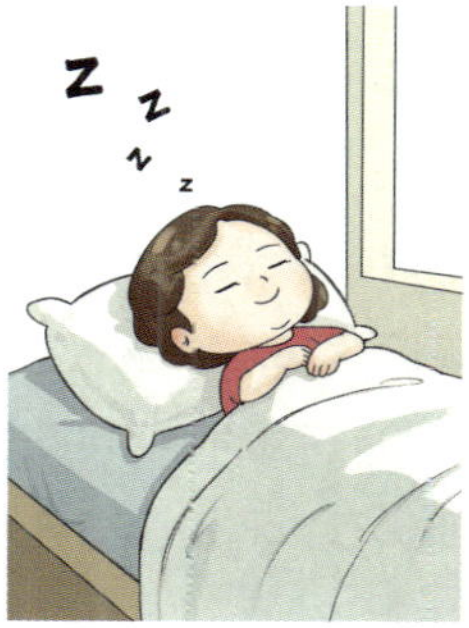

从现代医学来看，睡眠有利于平衡内分泌，为各种激素营造一个发挥健康功效的良好环境。激素水平良好，又能减少各类乳房病变发生的可能性。由此可见，规律睡眠值得我们重视。

（3）和谐性生活：和谐性生活可以调节内分泌，加速血液循环，刺激孕激素分泌，增加对乳腺的保护力度和修复力度。

（4）调节月经：月经周期紊乱的女性，更易发生乳腺病变，形成乳腺结节。通过改善内分泌调理月经，也能预防各种乳腺结节。

（5）低脂高纤维饮食：脂肪摄入过多可影响卵巢的内分泌，强化雌激素对乳腺上皮细胞的刺激。要多吃全麦食品、豆类和蔬菜，控制动物蛋白摄入，以免雌激素生成过多，造成乳腺病变。

（6）补充维生素：人体如果缺乏维生素 B，维生素 C 或钙、镁等矿物质，乳腺就会在其他激素的刺激下出现病变。所以，要及时补充维生素、矿物质。

（7）适量运动：运动可以改变心情，舒缓压力，也是一种预防乳腺结节的办法。

让我们一起呵护我们的乳腺，正确面对乳腺结节！

乳腺结节的中医调治

中医在治疗乳腺结节时，注重整体调理与局部疏通相结合，主要通过穴位按摩和中药药饮来疏肝理气、化痰散结、调和气血。

1. 穴位按摩

（1）太冲穴

定位：足背，第 1、2 跖骨结合部前方凹陷处（属肝经）。

作用：疏肝解郁、调畅气机。中医认为乳腺结节多与肝气郁结相关，肝经循行于胸胁，肝郁气滞可致气血瘀阻于乳房。按摩太冲可缓解情绪压力，改善肝郁状态，间接调节乳腺气血。

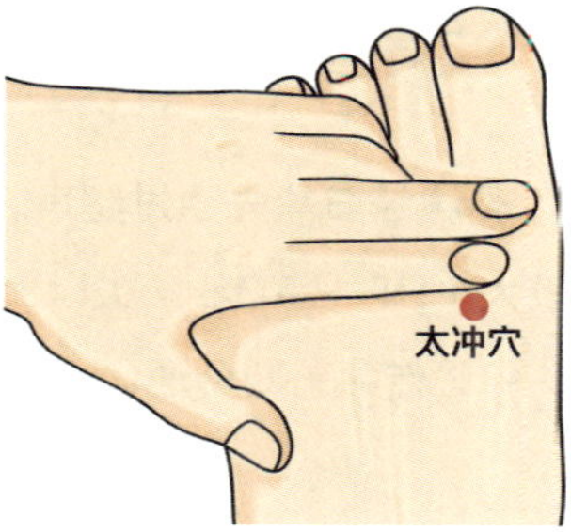

操作：每日按压 3 ～ 5 分钟，以略感酸胀为宜，双侧交替进行。

（2）膻中穴

定位：胸部前正中线，平第 4 肋间，两乳头连线中点（属任脉）。

作用：宽胸理气、活血通络。膻中为“气会”，擅调胸中气机，缓解乳房胀痛，促进局部气血循环。

操作：用指腹轻柔打圈按摩 5 ～ 10 分钟，或艾灸 10 ～ 15 分钟（虚寒体质适用）。

2. 中药药饮治疗

（1）逍遥散：柴胡、白芍、当归等，疏肝健脾，适用于肝郁脾虚型（症见乳房胀痛、情绪抑郁、月经不调）。

（2）乳癖消片 / 汤：夏枯草、丹参、浙贝母等，清热化痰、软坚散结，适用于痰瘀互结型（症见结节质硬、触痛明显）。

（3）二陈汤合桃红四物汤：半夏、陈皮、桃仁、红花等，化痰活血，用于痰凝血瘀型结节。

3. 注意事项

中医通过穴位按摩（太冲、膻中）与中药药饮，从整体调节气血、改善局部瘀滞，对良性乳腺结节（如乳腺增生、纤维腺瘤）有一定缓解作用，尤其适用于情绪压力大、月经不调的患者。但需在专业中医师指导下辨证施治，结合现代医学检查手段，实现“标本兼治”。

（1）辨证施治：需根据中医分型（肝郁、痰瘀、脾虚等）选择方药，避免盲目用药。

（2）结合现代医学：乳腺结节需先通过超声、钼靶或活检明确性质，排除恶性病变。若结节较大（BI-RADS 4 类以上）或生长迅速，建议优先选择手术或定期随访，中医作为辅助调理。

2
男人也得乳腺癌？
——男性乳腺癌

难以启齿的秘密

李大伯最近有个说不出口的秘密。他在一次洗澡时，无意间摸到自己左胸乳晕下有一个肿块，按压不痛。一开始他也没多想，后来就逐渐忘了这件事。过了几天，他突然想起这事，便上网搜了一下，不搜不知道，一搜吓一跳。看到网上说可能是乳腺癌，李大伯一开始表示不相信，他不信男人还会得乳腺癌。除此之外，还有一个更重要的原因——李大伯实在怕丢人，他觉得自己一个大男人，居然得了女人才会得的乳腺癌，这事要是传出去，小区里的人岂不会觉得自己不男不女，那还不被身边的人笑死。所以李大伯一开始是拒绝去医院就诊的，也不愿意告诉家里人。

就这样，这件事成为李大伯心中的一个“难言之隐”。

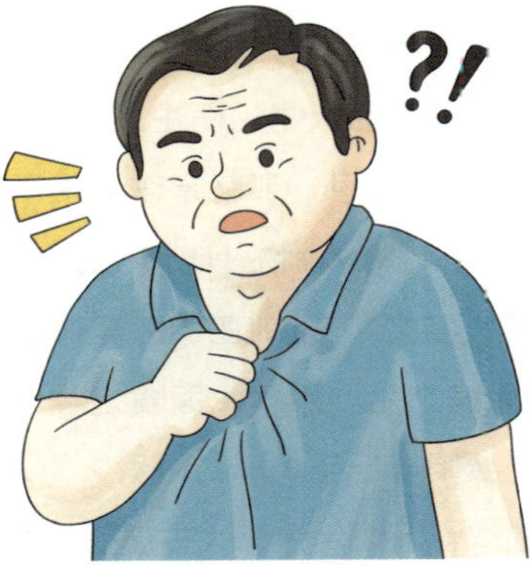

窗户纸被捅破

心里藏着事的李大伯有口难言，终日郁郁寡欢，还是身边的老伴最先发现了不对劲。

这天，李大伯的老伴王阿姨正在刷着手机短视频，但手机一直在给王阿姨推送关于“男性乳腺癌”的各种新闻和视频。王阿姨一开始没当回事，但是随着几天手机都这样接连给她推送相关的信息，她便疑惑起来，随即拿着手机去找在上海市第七人民医院甲乳外科当护士的儿媳。

儿媳拿起手机，打开网页，看到搜索记录和浏览记录，一下子觉得五雷轰顶。第一反应以为是丈夫得病了，后来一经询问发现不是，那么这个家里只剩下李大伯了。架不住一家人的“轮番轰炸”，李大伯终于承认了，是自己上网搜索的，怀疑自己可能得了乳腺癌。终于把秘密说出来的李大伯，如释重负，反而看开了，觉得如果真得了就积极配合治疗。

病从口入

家人赶忙带着李大伯去医院做详细检查。医生查体显示，李大伯两侧乳房外形不对称，左乳明显增大，左乳乳晕下方可触及 3.5 cm × 3.0 cm 的片状增厚区，左腋下可触及一肿大淋巴结，质硬，界清。乳腺彩超提示：左乳外上多发实性肿物，双腋下淋巴结肿大。看着报告结果，儿媳明白，李大伯基本确诊患了乳腺癌。

在快速办理了住院手续之后，主治医生对李大伯进行了询问。通过交谈，医生获取到了一个重要信息，那就是李大伯平时的饮食习惯非常不好，平时特别喜欢吃高油高脂的食物，比如回锅肉、烧白、红烧猪蹄等，尤其偏爱猪肉、牛肉等“红肉”。以前还特别喜欢吃甜食，炒菜也会放糖，但自从去年确诊了糖尿病之后，甜食、面食之类的倒是控制了。除此之外，李大伯几乎每天还要喝半斤至一斤的白酒。

这样极其不健康的饮食习惯，是李大伯患病的高危因素。

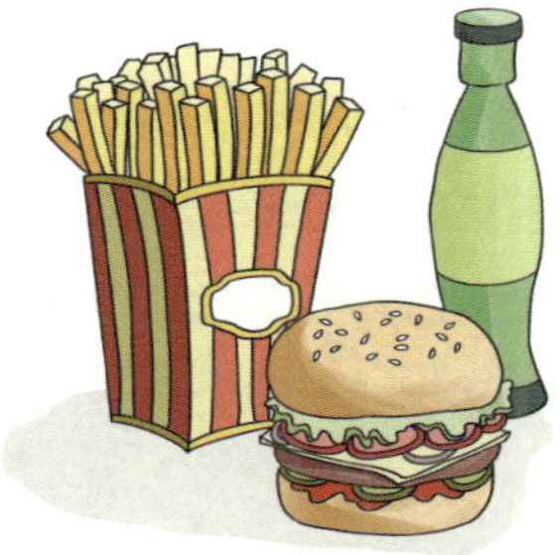

另外，医生还给李大伯进行了科普，乳腺癌并非只有女性才会得。理论上讲，乳腺癌的发生是由于乳房内出现恶性肿瘤组织，而男性也有乳房，也有乳腺组织，所以同样也可能患乳腺癌。只是由于生理结构的差异，女性的患病率要远远高于男性。在国内外对男性乳腺癌患者的报道中，有相当一部分的病例家族里，都有女性患乳腺癌的家族史，或者有患其他肿瘤的病史。

医生告诉李大伯，男性乳腺癌的症状和女性还不太一样。大部分男性患者最先出现的就是乳房无痛性肿块，一般在乳晕下方，正好是男性乳腺组织集中的地方，也就是李大伯自己洗澡时摸到的。除此之外，还可能有胸部皮肤的改变，或者胸肌有粘连；乳头异常，比如内陷、结痂、回缩；乳头溢液；摸到腋下淋巴结等。如果身边有人出现了这些症状，一定要引起高度重视，最好尽快去医院检查，排除乳腺癌的可能。

食物选得好，健康少不了

李大伯住院后，就一直积极配合治疗。在医院的这段日子，李大伯知道了选择食物的重要性，也下定决心，要改掉这些不良的饮食习惯，早日出院。

李大伯从医生那里得知，自己以后必须严格控制脂肪、糖类的摄入，酒是一定要戒的。根据中医症状分型，李大伯属于气滞痰凝证，出院后可以多吃一些疏肝理气、化痰散结的食物，比如陈皮、丝瓜、李子、海带、紫菜等。医生给的食疗方是可以长期喝海带汤。此外，平时的肉类尽量以“白肉”为主，所谓白肉就是指禽类、海鲜以及水产，比如鸡、鸭、鹅、鱼肉、贝类等，减少牛肉、猪肉、羊肉、马肉、兔肉等“红肉”，也就是哺乳动物肉的摄入。

经过手术治疗，已经出院的李大伯每天坚持快走半小时或游泳一小时等体育锻炼，身体比生病前还健壮。现在逢人就要给人家科普一下食物的重要性。强调要低盐、低糖、低脂，少吃过度加工的食物，烹饪方式尽量选择清蒸、清炖或者白灼，最大限度地保留食物的营养。周围邻居都打趣道：老李现在已经算是半个医生了！

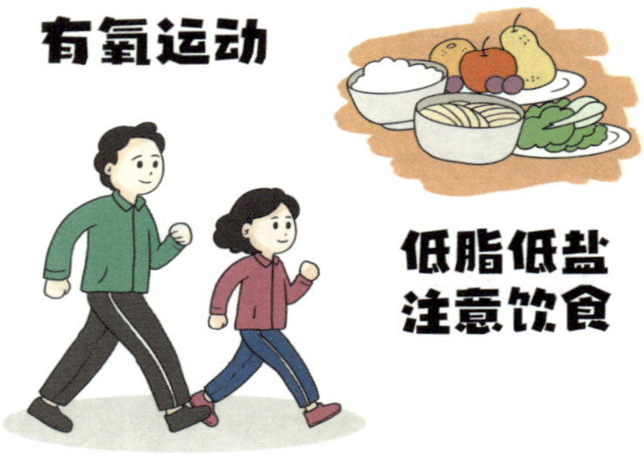

3 每位女性必学的“防癌第一课”
——乳腺检查项目

张阿姨今年 50 岁，10 年前，母亲因为乳腺癌离开了她，她特别难过，每天以泪洗面，不知道该怎么面对以后的生活。在她伤心难过之外，内心还有一丝隐隐的担忧。因为，她听说乳腺癌有家族遗传倾向，她不知道自己有没有相关的癌症基因，因此忧心忡忡，不知道自己会不会像母亲一样，但是她又无可奈何、不知所措。母亲离开后，她特别关注自己的乳房，每年都会定时去医院进行相关的检查，以此来保证自己的健康，消除内心的担忧与恐惧。

张阿姨此后经常来门诊咨询，一来二去和我们医护人员就熟悉了，我们对张阿姨的担忧及她的个人情况也有了更深地了解。张阿姨也将心中积压很久的疑问告诉医护人员，不知道自己该做哪些检查，才能防止漏检。张阿姨还告诉我们，自己对于乳腺检查的项目心存疑虑，不知道是该做 B 超、钼靶、CT 还是磁共振成像。医生也没有详细告诉过她为什么要做这种或者那种检查项目，每次想多问一句，可总是在匆忙中错过。我们听懂了张阿姨的疑问，也反思了自己在给患者做治疗时，会因为工作匆忙或想当然等原因，以为患者对于情况已经了解了，不再去做详细解释和说明，造成了患者心中的疑虑。我们应该用更多的耐心，更加充分考虑患者的想法，帮助他们解决实际担心的问题，或许有时多解释一句，患者内心的忧虑就减少一分。现在是网络时代，患者通过网络可以了解一些健康知识，但是信息获取却不全面，不能够正确判断自己的情况，甚至会导致患者对于情况的认识出现偏差，甚至做出错误决定。我们应该在科普或者解释工作方面更加有耐心，帮助患者提高正确认知。

对于张阿姨的疑问，我们给出了相关的建议。我们告知张阿姨，她的母亲有乳腺癌，因此她属于乳腺癌的高风险人群，按照乳腺癌高风险人群筛查指南，张阿姨今年 50 岁，最好在乳腺自我检查的基础上，每半年到 1 年来医院进行 1 次乳腺查体，每年进行 1 次乳腺钼靶检查，必要时增加乳腺磁共振成像检查。除此之外，我们还为张阿姨解答了她的疑惑：B 超、钼靶、磁共振成像，到底有什么区别？乳腺 B 超是指通过超声波对乳腺组织进行检查，对于乳腺组织较致密的人（也就是乳房腺体组织与脂肪组织的比例较高的人群）来说，超声诊断更有意义，操作简单。乳腺钼靶本质上是乳房的 X 线摄片，对于致密型乳腺的敏感性不如 B 超，但钼靶检查的灵敏度高，能看出乳腺中的微小钙化。而 B 超和钼靶提示恶性可能或者无法明确诊断时，可选择乳腺磁共振成像。研究表明，B 超检查结果和乳腺癌病理诊断符合率为 80.46%，而钼靶检查的符合率为 86.21%，B 超和钼靶联合检查的符合率为 96.55%。因此，3 种检查常常需要两两联合，只要根据自身特点，按照医护人员的建议进行定期检查即可，无需过于担心和纠结。

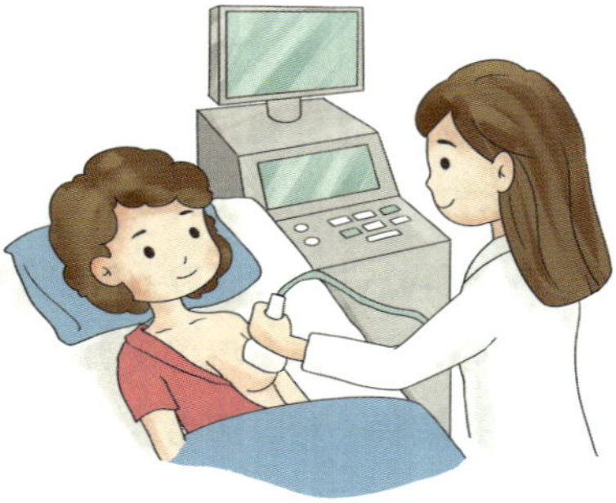

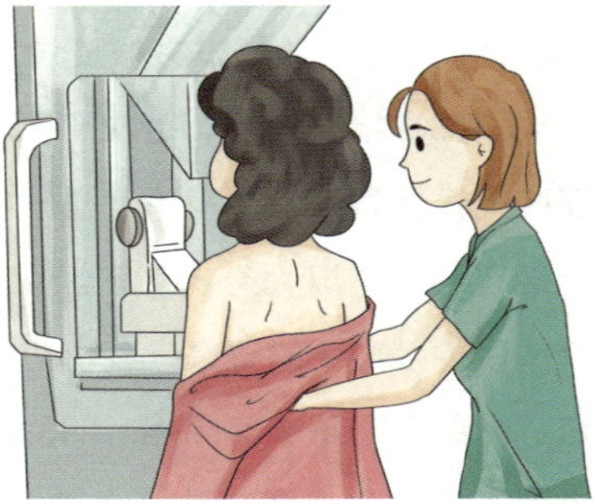

关于乳腺检查选择的困惑，相信很多女性朋友在做体检时都有过，我们希望借助张阿姨的这个案例，帮助大家解答这个疑虑，让大家都能够正确认识各项检查的优缺点，选择适合自己的检查项目，保持乳房健康。

4 戴上“面具”的肿瘤

——乳腺癌筛查

乳腺癌往往是患者通过自行触摸，发现乳房有肿块，随后到医院就诊发现，也有在体检时发现的。我今天刚上班就接到门诊的通知：今天会有个乳房“不好”的患者入院。

忙完手里患者的治疗，我正准备坐下写护理记录，那位乳房“不好”的患者便来了。经过交谈和评估，我了解到，患者姓李，55 岁，今年刚退休，今天是女儿陪她来的。

李阿姨情绪低落，对自己的疾病非常担心。在病情评估的过程中，我慢慢引导李阿姨说出内心的疑虑和担忧，解答了患者及家属的疑惑。

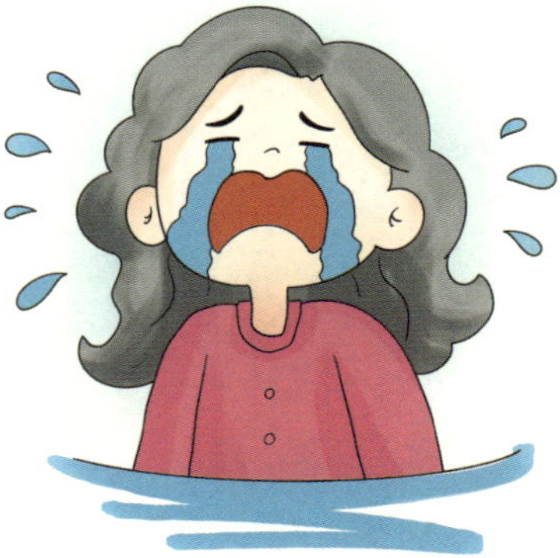

在手术前两天，我作为责任护士对李阿姨进行评估，李阿姨比较沉默，她的女儿在旁边协助回答。问及现病史时，李阿姨情绪明显激动。

“您母亲是怎么发现这个情况来就诊的呢？”我轻声问起李阿姨的女儿。

原来，李阿姨是在进行子宫颈息肉切除术的术前检查中发现了乳房的异常。“我好不容易说服她来手术，结果没想到，术前乳腺B超检查有异常，结果提示4C级，‘不好’的可能性非常高。”她看了一眼旁边的母亲，李阿姨此刻沉默不语。“还好有个朋友介绍七院，她说你们七院的乳腺癌治疗做得比较好，对乳腺癌患者术后康复和管理是比较重视的。哎，我妈这才刚退休，所以我就想着，一定要给我妈找最好的医生，让她尽快好起来。”李阿姨的女儿无奈地说道，似乎又充满着信心。

“其实，我妈在2013年的时候就发现左边乳房有个小块，是在洗澡的时候摸到的。当时在县里医院检查，彩超做出来是良性肿块，之后几年也去医院检查，都说是良性肿块。然而，前几天我妈因为宫颈息肉要手术，手术前做了一些检查，结果就发现了问题。这也挺奇怪的，之前都是良性的，怎么这次检查就变成恶性的呢？”

这时，默不出声的阿姨突然开口，语气激动：“是啊！为什么之前一直是良性的，怎么现在就突然成了恶性的？在2013年，刚发现有个肿块的时候，我挺紧张的，后面检查说是良性肿块也就放心了，不过，之后每年也会去检查。之前的检查都没问题，现在要做其他手术反而查出来乳腺不好。我现在就特别想不明白，之前的医生是不是诊断错了？我要找他们去。我现在又怕又恨，我怕自己很快就走了，我舍不得我的家人。我女儿还这么年轻，我怕看不到她嫁人生子。我恨那些耽误我病情的医生！”说着说着，阿姨情绪再次低落，我轻拍着阿姨的肩，旁边的女儿也拉起阿姨的手，轻轻握了握。

“李阿姨，您女儿很孝顺，她一直陪在您的身边。您放心，我们科室医护人员的技术很好，很多患者的手术治疗和术后康复很好，不要胡思乱想。”阿姨看看我，手一直紧紧握着女儿的手。

“您之前发现乳腺肿块后定期去医院检查是非常正确的，而发现乳腺癌和之前的乳房良性肿块并不一定有关联。定期检查是为了早发现疾病的变化，早期发现、尽早治疗能够极大地提高生存率，而且现在医学技术越来越先进，医生可以根据您的情况精准治疗。您好好治疗，要对自己和医生有信心，您一定还想着看到外孙喊您外婆吧！”

阿姨好像眼里多了一丝光，重重地点了点头：“是啊，我还想着以后帮忙带外孙呢！如果现在是早期的，那我以后还得感谢这次的手术，让我早点发现，这也是老天爷给了我另外一条路啊。”

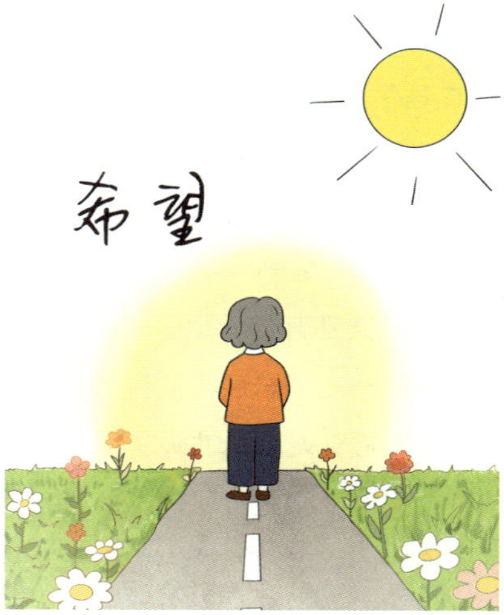

“是的，所以，阿姨您换个角度这样想很正确，要对自己有信心！”

“嗯，小邱，谢谢你啊，我会好好配合医生的治疗，为了身边关心我的人，也为了自己！”

“小邱啊，那我这个病会不会遗传啊？万一我遗传给我女儿可怎么办啊？”李阿姨看了看她女儿，担心地问道。

我向李阿姨和她女儿解释道：“的确，如果您确诊了乳腺癌，那么您的女儿就属于乳腺癌高危人群。但是这也并不意味着一定会得乳腺癌。您女儿可以在 40 ~ 44 岁每年做 1 次乳腺超声筛查，在 45 岁以上每年做 1 次乳腺钼靶联合乳腺超声筛查，做好筛查工作也是一种重要的预防方式。”

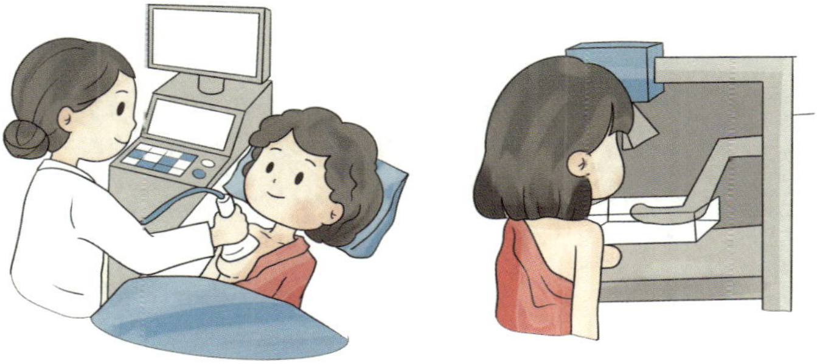

“嗯，好的，我明白了，看来定期做好体检筛查工作还是很重要的。”

回到治疗室，我在想，走进患者内心，其实有时很容易。病房的护理工作虽然繁忙，作为专科护士，要时刻关注患者的心理和情绪，及时给予倾听、解答和疏导，帮助患者增加治疗的信心。同时，也要给予家属一定的帮助。临床护理工作并不止于患者，也不止于患者当前的治疗，我们可以通过自身的专业知识，给予患者和家属更多的指导，授人以鱼，更要授人以渔，让患者和家属得到最大收益，让自身的护理工作发挥最大的价值。通过与李阿姨及其女儿的交谈，在解答阿姨困惑的同时，也使得她的女儿认识到乳腺癌筛查的重要性，并且，在之后我们可以通过给予相关宣传资料，细化乳腺癌筛查的要点。

像李阿姨的女儿，由于她的母亲患有乳腺癌，属于乳腺癌高危人群。若是母亲小于 45 岁发生乳腺癌，子女可以进行相关遗传基因检查。若是有早发乳腺癌家族史（年龄＜45 岁）且自身携带相关遗传突变，则推荐每年进行 1 次乳腺磁共振成像检查。若自身没有相关遗传基因突变，在 40 ～ 44 岁可以每年进行 1 次乳腺超声筛查，在 45 岁以上可以每年进行 1 次乳腺钼靶联合乳腺超声筛查。除了直系亲属患有乳腺癌，具有血缘关系的亲属中有 *BRCA1*/*BRCA2* 基因突变的携带者、血缘关系亲近的家属中有卵巢上皮癌、输卵管癌、原发性腹膜癌、自身携带乳腺癌致病基因的患者等，也属于乳腺癌高危人群。

5 早期乳腺癌中医路

——中医调治初见效

在大众的认知里，乳腺癌仿佛是一道难以跨越的沟壑，一旦确诊，恐惧与焦虑便如影随形。手术、放化疗这些常规的西医治疗手段，虽然在对抗乳腺癌的战役中发挥着重要作用，但它们带来的不良反应，也让许多患者苦不堪言。今天，我要给大家分享一个不一样的故事，一个中医介入乳腺癌治疗，帮助患者走向康复的温暖历程。故事的舞台，就在我们熟悉又令人安心的乳腺专科门诊。

那是一个阳光透过斑驳树叶洒在地面的清晨，李女士踏入了乳腺专科门诊。她面容憔悴，眼神中满是无助与迷茫。几天前，她被确诊为早期乳腺癌，这个消息如同晴天霹雳，让她的世界瞬间崩塌。李女士不想这么早就接受手术和放化疗，害怕那些治疗带来的痛苦和对身体的损伤。在朋友的推荐下，她抱着一丝希望来到了这里，期望中医能为她打开一扇新的窗。

接诊的是经验丰富的赵医生，他耐心地倾听着李女士的诉说，仔细查看了她的各项检查报告。随后，赵医生微笑着对李女士说："别太担心，中医在早期乳腺癌的治疗上有独特的优势，我们可以尝试用中医的方法来调理，帮助你恢复健康。"听到赵医生的话，李女士的眼中闪过一丝希望的光芒。

接下来，赵医生为李女士制定了一套个性化的中医治疗方案。这个方案以中药调理为主，配合针灸和艾灸等中医疗法。中药可以调节身体的内环境，增强免疫力，抑制肿瘤细胞的生长；针灸则能疏通经络，调和气血，缓解乳房的疼痛和不适；艾灸通过温热刺激穴位，达到温通经络、散寒除湿、消瘀散结的功效。

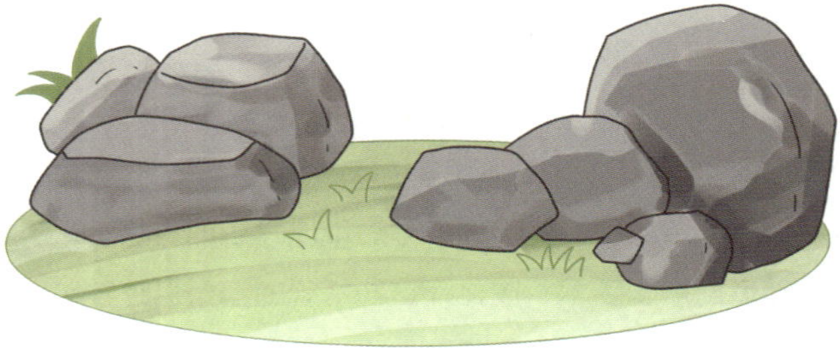

赵医生告诉李女士，在中医典籍中，乳腺癌被称为“乳岩”。“岩”字形象地描绘了乳房内肿块的特点，就像岩石一样坚硬、质地坚实，且表面凹凸不平，边缘不清，固定难移，与乳腺癌肿块的触诊特征相似。

患上早期乳腺癌，也就是早期乳岩，症状因人而异。有的会发现乳房一大一小不对称；有的能摸到硬块，质地偏硬；还有的在体检时意外发现，平时毫无不适；另外一些人，会感到乳房局部出现无明显规律的胀痛，这种胀痛可能持续存在，甚至逐渐加重，多表现为刺痛、隐痛或牵拉痛，部位较为局限，和月经前那种具有周期性的、双侧相对均匀的胀满沉重感明显不同。

中医在早期乳腺癌的防治上有许多行之有效的妙法，接下来我就给您详细讲讲，让您心里更有底，也更有信心战胜疾病。

情志平和是良方

当您在乳腺癌初期发现硬块时，千万不要紧张焦虑。中医认为情志与病情紧密相关，过度的慌张、紧张和忧虑，会让体内气机紊乱。这种负面情绪会进一步影响乳房气血运行，导致硬块愈发坚硬。所以一定要努力保持情绪平和。

李女士听了，感慨地说：“我最近就是因为生病，心情一直很低落，看来以后得调整好心态，积极面对才行。”

天应灸护乳腺

天应灸是一种中医灸法，也叫阿是穴灸。天应穴即阿是穴，是指压痛点或其他病理反应点。天应灸就是用艾绒等材料在这些天应穴上进行灸疗，可以选择隔姜灸。其原理是通过温热刺激天应穴，激发经气，起到疏通经络、调和气血、扶正祛邪等作用，从而达到治疗疾病和缓解症状的目的。

在中医理论里，女性的身体就像一个精密又神奇的循环系统，月经和乳汁的产生都与身体的气血运行以及脏腑功能紧密相连。从源头来说，它们都来源于我们日常饮食所转化的营养物质。这些营养被脾胃消化吸收后，化为气血。月经和乳汁有着共同的源头，也都在维持女性生理健康中扮演着重要角色。这样来看，说乳汁与月经同源，是不是也可以理解了呢？

中医的观念认为是乳汁与月经同源，乳汁是白色的，白色在五行里来自肺，肺把白色的营养交给胸部乳房，再消导出去。心脏力量不足时，肺给胸部乳房的乳汁没有完全消导出去，在局部就可能变成了硬块，形成了乳房肿块。

乳房肿块形成的原因复杂多样，有些可能是乳汁未消，淤积乳房所致；还有些则是由肝郁气滞，使得气机不畅，血行受阻，或痰湿与瘀血相互搏结，阻滞乳络，亦或是冲任失调，影响乳房气血的正常运行等诸多因素引发。

乳房出现硬块时，千万不能掉以轻心。因为硬块成因多样，甚至可能是早期乳腺癌的表现。当发现乳房硬块后，应立即前往正规医疗机构，接受专业医生的全面检查与诊断。

对于适宜采用天应穴隔姜灸的乳房硬块或处于早期阶段的乳腺癌，医生会据此制定相应治疗方案。天应穴，即痛点或硬块所在位置。乳汁在中医理论里属水，而艾灸能引导水湿，施灸后，可能很快就能将硬块疏导开，消导下来。

在中医里，隔姜灸是一种常用且有效的疗法，尤其对乳房硬块初期这类情况有帮助。

操作时，先把新鲜生姜切成直径 2 ~ 3 厘米，厚度在 0.2 ~ 0.3 厘米的薄片，记得用针在姜片中间扎几个小孔。接着，把切好的姜片放在要艾灸的部位，比如乳房有硬块的天应穴上。然后，将艾绒做成底面直径约 1.5 厘米、高约 2 厘米的圆锥状艾炷，放在姜片上点燃。等这一壮艾绒快燃烧完的时候，换下一壮继续灸，一般灸 3 ~ 9 壮就行。

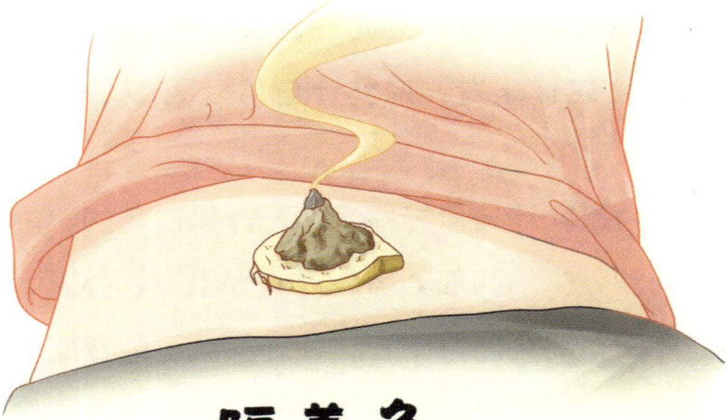

隔姜灸

在中医理论中，艾灸具有温阳散寒等作用，艾条性温，艾灸之火也被视为阳热之力，隔姜灸能增强温通经络、散寒祛湿等功效，对于一些因寒凝、气滞等导致的乳房肿块，在早期通过艾灸等温热疗法可能有助于促进气血运行、消散结块。

在进行艾灸治疗时，建议优先选择前往医院，让专业医护人员开展施灸操作，从而确保治疗的安全性与有效性。若因工作繁忙等客观因素，实在难以抽出时间去医院，也可在专业医生对自身病症进行全面评估后，并在其指导下，在家中进行施灸。施灸期间，务必有家人陪伴，以便应对可能出现的突发状况。

居家施灸过程中，可利用闲暇时间，一边轻松愉悦地看电视，一边开展艾灸。如此一来，不仅能顺利完成施灸，还有助于疏解体内郁气，让身心得到双重放松。

施灸期间，安全问题不容忽视。由于施灸过程使用明火，首先要确保施灸环境安全，清除周围易燃物，避免火灾隐患。施灸时，需时刻留意温度，防止烫伤，当局部皮肤产生温热感，即可更换下一壮艾绒。只要严格遵循这些操作要点，隔姜灸就能更好地为健康助力。

循经针灸化硬块

在中医观念里，乳汁与月经同源，这一转化过程由心脏主导。心脏乃神明居所，也是意志与心情的根源所在。倘若女性每日都能心平气和，保持愉悦、不轻易动怒，月经来潮时胸部虽会胀满，但随着月经到来，乳汁会顺着足阳明胃经、冲脉进入子宫和卵巢。月经开始排出，胸部的胀满感就会逐渐消退，月经结束时，胀满感也会完全消失。所以，女性朋友们务必要保持心情愉快，凡事豁达，少些烦恼忧虑。

要是乳汁没能完全排出而堵在体内，该如何是好呢？可以采用按摩的方法。先放松身体，进行深呼吸，然后慢慢推动。让先生帮太太做按摩是个不错的选择，坚持每天慢慢推揉，乳房或许就能变软。要是乳房硬块比较严重，还可以采用隔姜灸的方式，直接把生姜放在硬块处，再点燃艾绒施灸，可能就会收到比较好的效果。

如果硬块经过上述处理方式还是不能完全消散，应该怎样进行消导呢？针灸就是个很好的办法。针灸依据经络走向，循经取穴，能够起到导引作用。中医的导引之术就是循着经络来寻找穴位。

人体有诸多经络与乳房紧密相连，其中乳房内侧有足少阴肾经循行而过，乳头正下方区域分布着足厥阴肝经与足阳明胃经，乳房外侧靠近腋窝处有足太阴脾经通行，而紧邻腋窝部位则受手少阴心经分支的影响。深入来看，每条经络和乳房之间都有着独特且紧密的内在联系。

足阳明胃经沿乳房正下方区域循行，其多气多血的特性，为乳房源源不断地输送充足气血，维持乳房的正常发育与乳汁分泌。

足厥阴肝经同样贯穿乳头正下方，因肝主疏泄，肝经的气血运行是否顺畅，直接影响乳房的气血流通与情志调节，一旦肝气郁结，乳房胀痛、结块等问题就容易接踵而至。

足太阴脾经于乳房外侧靠近腋窝处循行，脾作为后天之本，通过运化水谷与气血，为乳房提供滋养，同时调节水液代谢，防止痰湿在乳房部位积聚。

足少阴肾经在乳房内侧循行，肾为先天之本，肾经的气血为乳房的生长发育和维持健康提供根本动力，和女性生殖功能以及乳房健康密切相关。

手少阴心经在紧邻腋窝处对乳房产生影响，心主血脉，确保乳房的气血畅通，而且心主宰人的精神意识，对维持乳房健康以及稳定情绪发挥着重要作用。

当乳房出现硬块时，中医常采用循经取穴的治疗策略。这一策略的核心，是依据硬块所处的经络位置，在该经络上挑选特定穴位进行针灸。中医认为，经络是人体气血运行的通道，当乳房出现硬块，意味着经络中的气血运行受阻。通过在对应经络的穴位下针，刺激穴位，可调节经络中气血的运行，达到疏通经络、调和气血的目的，从而促进硬块的消散。

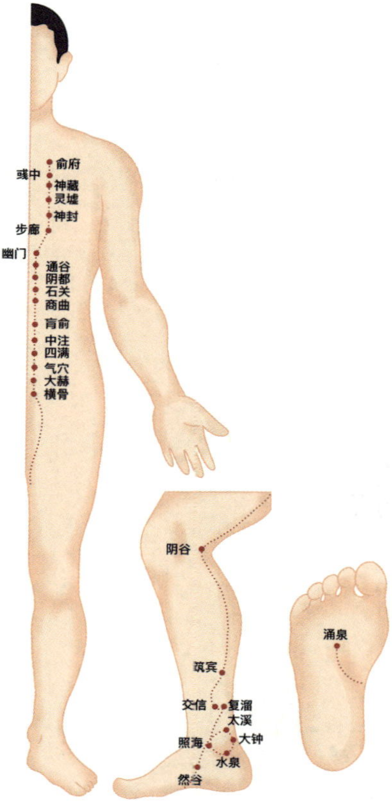
俞府
彧中
神藏
灵墟
神封
步廊
幽门
通谷
阴都
石关
商曲
肓俞
中注
四满
气穴
大赫
横骨
阴谷
涌泉
筑宾
交信
复溜
太溪
照海
大钟
水泉
然谷

足少阴肾经

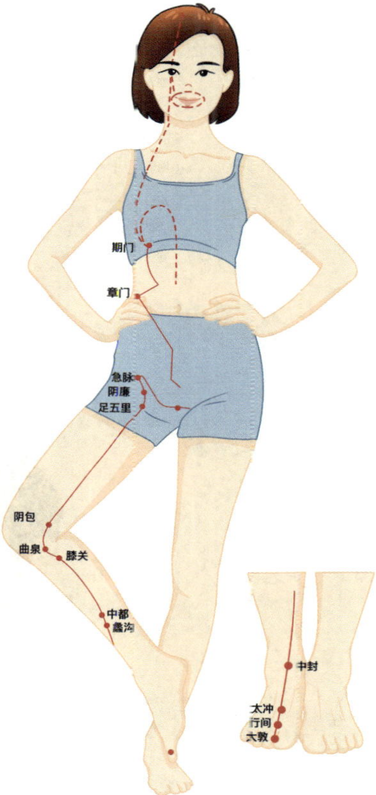
期门
章门
急脉
阴廉
足五里
阴包
曲泉
膝关
中都
蠡沟
中封
太冲
行间
大敦

足厥阴肝经

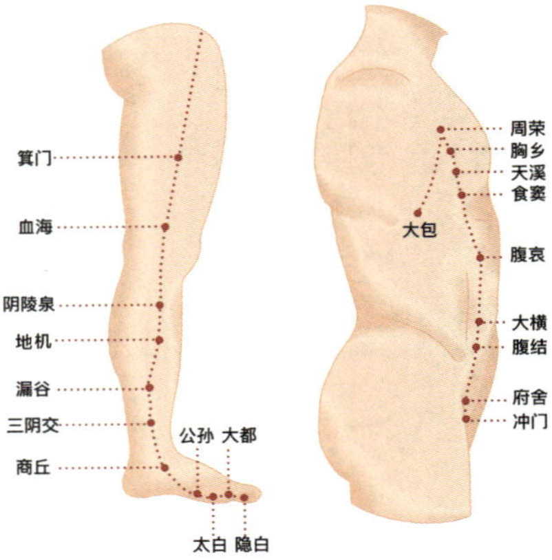
箕门
血海
阴陵泉
地机
漏谷
三阴交
商丘
公孙
大都
太白
隐白
周荣
胸乡
天溪
食窦
大包
腹哀
大横
腹结
府舍
冲门

足太阴脾经

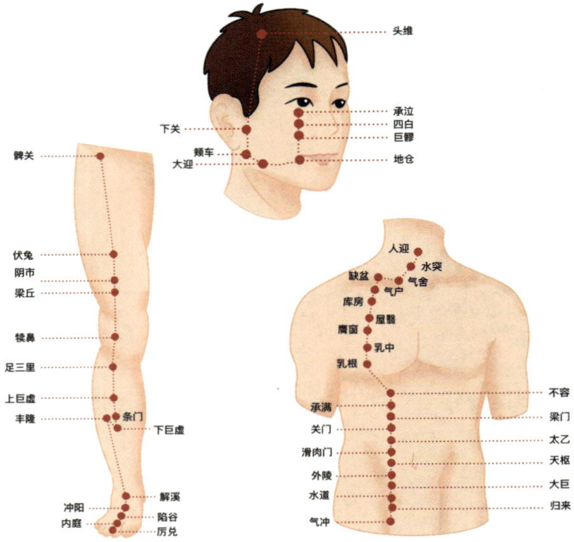
头维
承泣
四白
巨髎
地仓
下关
颊车
大迎
髀关
伏兔
阴市
梁丘
犊鼻
足三里
上巨虚
丰隆
条门
下巨虚
解溪
冲阳
陷谷
内庭
厉兑
人迎
水突
缺盆
气舍
气户
库房
屋翳
膺窗
乳中
乳根
不容
承满
梁门
关门
太乙
滑肉门
天枢
外陵
大巨
水道
归来
气冲

足阳明胃经

临床操作中，医生会先对硬块所在经络进行定位，再判断穴位的虚实。通常可选择该经络的子穴、母穴或郄穴下针。例如，若硬块位于胃经循行路线上，便在胃经的对应穴位实施针灸；若硬块在心经循行位置，同样依据穴位的虚实，在心经穴位进行针刺操作。此外，配合在硬块局部施灸，能借助艾灸的温热之力，温通经络、散寒止痛，进一步促进气血运行。

友情提醒：在针灸前，医生需全面判断病情，借助各项检查明确诊断，并依据中医理论辨证施治。同时，循经取穴针灸对操作专业性要求较高，须由专业针灸医师实施，以此保障治疗安全。

在接下来的日子里，李女士严格按照赵医生的治疗方案进行治疗，按时服用中药，定期来门诊接受灸疗。每一次来门诊，赵医生都会细心地询问她的身体状况，给予她鼓励和支持。

随着时间的推移，李女士惊喜地发现，自己的身体状况逐渐好转。乳房的疼痛和肿块明显减轻，精神状态也越来越好。几周后，当李女士再次进行复查时，检查结果让她激动得热泪盈眶。肿瘤不仅没有继续增大，反而有了缩小的迹象。这一刻，李女士对中医的疗效深信不疑，也对赵医生充满了感激之情。

对于广大乳腺癌患者来说，不要一听到癌症就感到绝望。中医为我们提供了一种新的治疗思路和方法，它就像一束温暖的光，照亮了我们对抗疾病的道路。当然，中医治疗乳腺癌并不是孤立的，它可以与西医治疗相结合，取长补短，为患者带来更好的治疗效果。

6

切？不切？是个选择

——是否需要预防性切除乳房

近期，我们甲乳疝外科团队在社区开展乳腺义诊活动。结束之际，正当我们准备收拾东西时，一位穿着得体、面带淡妆的年轻女性向我们走来，神色带着些许紧张。

“您好，请问您有什么问题吗？”为了缓解气氛，我先开了口。

她感受到了我的善意，缓缓道出了自己的问题。

通过交谈，我们得知小姜是一位 35 岁的高知女性，其母亲在 6 年前因为乳腺癌去世。母亲在治疗中和临终时的痛苦给她留下了很重的心理阴影。通过查阅资料，她了解到乳腺癌的发生与家族史是有关系的，因此，在考虑是否要像著名影星安吉丽娜 · 朱莉一样，进行预防性乳腺切除手术。

“我母亲在 6 年前因为乳腺癌去世了，在治疗中和临终时因为疾病折磨和治疗的不良反应，整个人很憔悴，再也没有以往那么体面，看着很难受。自从知道乳腺癌可以遗传，和家族史也有关，我就非常害怕，特别是有了孩子之后。我不想我的女儿与我有相似的经历，哪怕是万分之一。我不想让她痛苦，我这个人比较要强，不愿意让别人看到我软弱的一面。”可能是因为旁边没有其他人，她告诉了我自己内心的想法。

“您是个很注重自己外在形象的人。”我没有接她的话，而是肯定她的判断。

小姜把手放在了胸前：“是啊，哪有女性会不在意自己的外在呢？每个人都想美美地，我母亲在手术之后，就让我给她找了义乳，穿上的那天，她整个人都很开心，似乎疾病引起的不适也减轻了。”

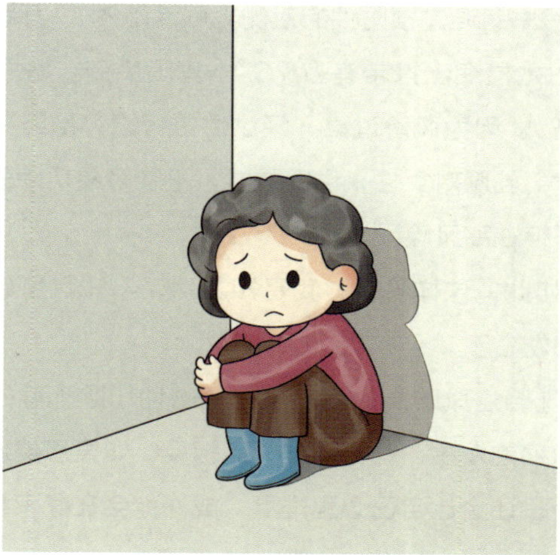

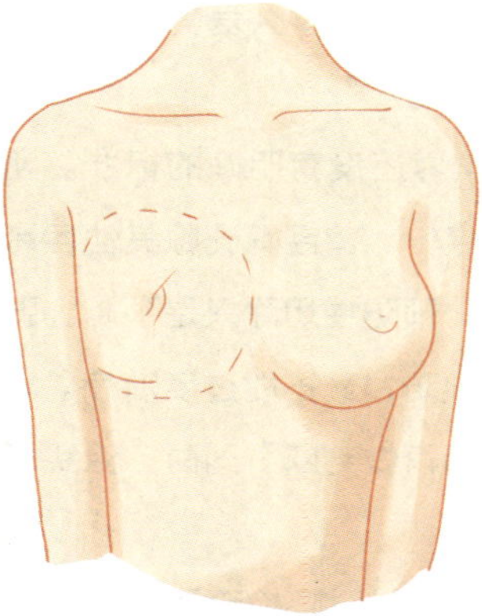

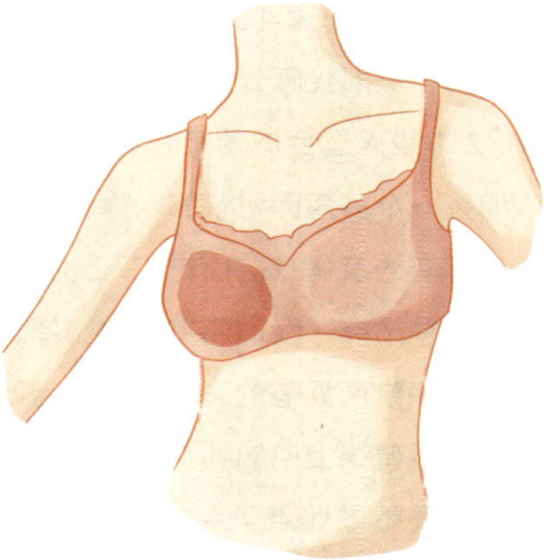

转眼，小姜又想到了自己：“失去乳房我又觉得我不像是女人，我的婚姻可能也会接受挑战。一个失去乳房的女人，还是完整的女人吗？可是，不切除它，就像一个定时炸弹，时刻都折磨着我，感觉随时会爆炸。”

我问道：“您考虑预防性切除乳房可能是受影星安吉丽娜·朱莉的影响，但是，不知道您是否知道背后的故事呢？”她摇了摇头。

“安吉丽娜·朱莉通过预防性的双侧乳腺切除术，以降低乳腺癌风险。主要是因为当时她检测出携带有*BRCA1*基因突变，医生预测她患乳腺癌的概率为87%。因为风险过高，经过慎重考虑，最终决定接受预防性双侧乳腺切除术。乳腺对女性来讲很重要，不能轻易切除的。除非像安吉丽娜·朱莉那样存在高风险。”

“哦！原来如此，这样看来，我是知其然，不知其所以然。好像有点太感性，被焦虑左右了。”

“你看，对乳腺癌风险高的人来说，预防性切除乳腺是有利，能较大程度地预防乳腺癌的发生，获得心安；而相反，如果患癌风险不高进行切除就是过度医疗，还会让自己心里难受。或许你会在概率与选择之间产生自我怀疑。”

“是啊，毕竟乳房对我们的意义太大了，而我还是这么爱美，在意自己的形象。那我怎么判断自己要不要预防性切除呢？”

“哪些人适合做预防性乳腺切除，目前医学界还没有明确的标准。乳腺癌是一个多病因所致的疾病，除了基因、家族史，曾经有乳腺其他容易发生恶变的疾病及放疗史也是乳腺癌高危因素。预防性切除只是预防乳腺癌的一种选择，我们还有其他选择，既要积极预防，又不能过度治疗。您可以到医院做规范的诊疗，看看自己的情况之后再做判断。同时，像我们刚刚在科普课上说的乳腺癌筛查也是很重要的。”

小姜重重地点了点头，说：“我好像明白了，去医院检查比我自己在这里空想更有用，我应该在专业人员的指导下去选择。”

“是的，您也要及时舒缓自己的不良情绪，在中医理论中，情志是导致乳腺癌形成的主要因素之一。不管怎么样，生活总是美好的事物多些，还是要开开心心过好每一天，凡事都要乐观些。”

“那我还想问问，这基因筛查是怎么做的呀？”

“我们说的基因筛查，也就是乳腺癌基因检测，它是利用筛查对象的血液、体液、组织或细胞等生物样本，从基因水平进行检测的技术。我们说大概 10% 的乳腺癌是和家族遗传史相关的，目前发现，主要的基因异常出现在 *BRCA1* 基因或 *BRCA2* 基因，其他主要易感基因包括 *TP53*、*CDH1*、*LKB1*、*PTEN*、*CHEK2*、*ATM* 和 *PALB2* 等。以上这些都是乳腺癌易感基因的检查项目。*BRCA1*/*BRCA2* 突变基因携带者确诊乳腺癌的年龄大部分在 40 岁左右。而 *BRCA1* 突变基因携带者终生患乳腺癌风险为 65% ~ 81%，*BRCA2* 突变基因携带者终生患乳腺癌风险为 45% ~ 85%。”

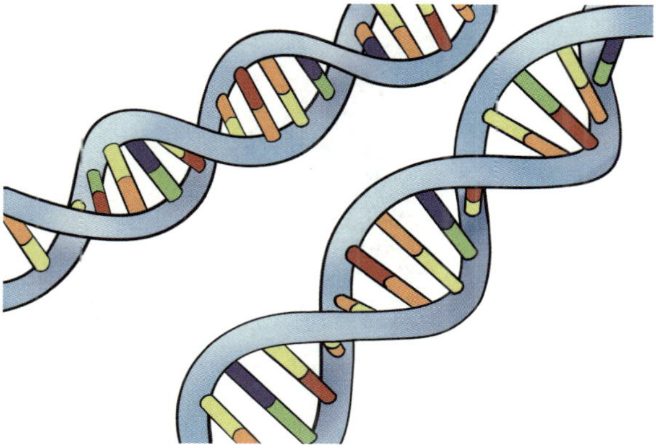

“原来是这样。谢谢您的解答，我会及时去医院体检的，平时也会多了解乳腺癌的预防措施。”

癌症患者的去世，带给亲人的不仅是身心和情感上的创伤，还有对自身健康和未来生活的焦虑。面对乳腺癌患者，需要我们关注的不只是患者本人，还有家属。同时，如何把我们的专业知识传递给大众，让自身的护理工作发挥最大的价值，值得我们去思考和行动。对于高危和一般风险的人群进行定期检查和自我检查，为的是早期发现疾病，使患者能够得到早期治疗从而最大程度地提高生存率，如 I 期乳腺癌患者约 90% 可以治愈。同时，除了对乳腺癌患病风险的评估外，还可以通过保持良好的生活习惯，均衡饮食，定期锻炼及调节情绪等措施来降低患病风险，增强身体素质。

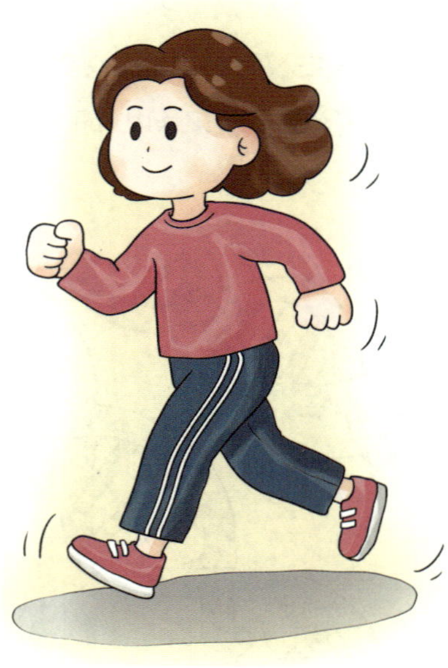

7 生命之路

——PICC 置管及维护

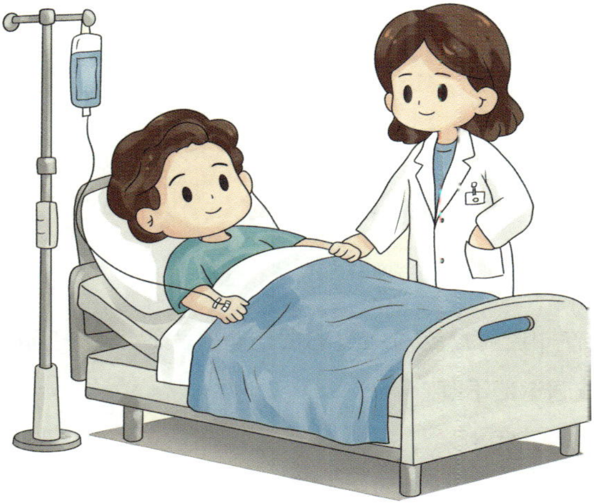

今天早上，忙碌的肿瘤科病房来了一位年轻的姑娘，大家都以为是家属帮患者来办理住院，询问后才得知是本人来做术后化疗的。这位璐璐姑娘很健谈，可以看出是一个乐观开朗的人。医生给她制定了化疗方案，作为责任护士的我了解到化疗方案后，立刻建议璐璐进行中心静脉化疗，可这位年轻时髦的姑娘却连连拒绝。我随后对璐璐进行了科普，讲述中心静脉化疗的优点，可璐璐还是不愿意接受："这不就是挂水吗？没什么必要做这个吧，而且你说还要来做维护，可太麻烦了。"

听到璐璐的话，我决定给璐璐做更详细的科普。

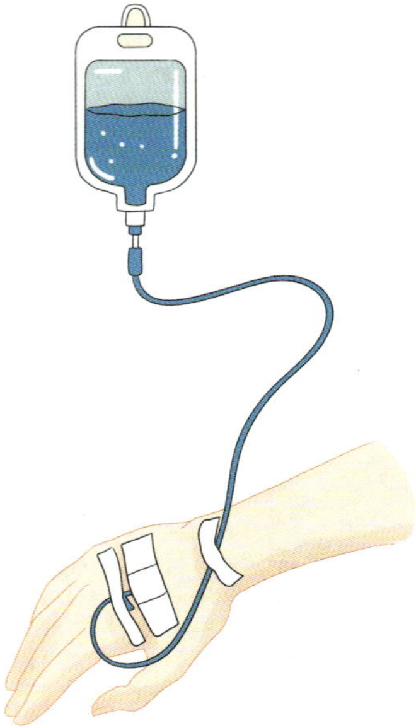

“璐璐，你知道化疗药对血管的损伤有多大吗？我先问问你，平时你挂水发生外渗感觉疼不疼？”

“当然了！还鼓包呢。”

“可不是吗，这化疗药如果外渗了，可不仅仅是疼了，你的皮肤、肌肉、组织可都要被侵蚀的呀！”

璐璐的表情有点紧张：“你可别吓我了，如果真的像你说的那样，对面的刘阿姨为什么不做？”

“你们不是一个病，用的药也是不一样的，刘阿姨的药没你用的药刺激性大，万一外渗了症状也轻些，而且刘阿姨家经济状况不太好。但是你有这个条件，我希望帮助你在能力范围内将痛苦降到最低，所以建议你留置 PICC（peripherally inserted central catheter，经外周静脉穿刺中心静脉置管）。”

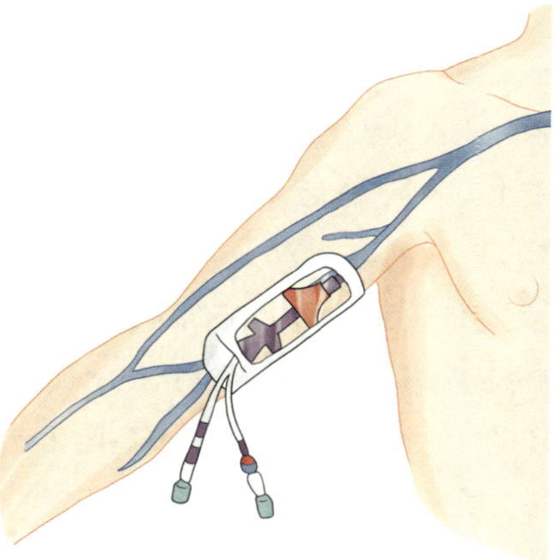

璐璐若有所思地看了看我，说道：“你先给我说说留置 PICC 的具体优点，我再考虑考虑要不要做。”

于是，我发挥了做健康宣教的强项：“璐璐，你目前是做了左侧腋窝淋巴清扫，那你的左臂就不能再输液了，不然会加重肢体肿胀，有可能出现静脉回流受阻，淋巴回流受阻的情况，增加血栓发生的风险。大多数化疗药具有刺激性和腐蚀性，而且需要几个疗程的治疗，如果反复利用外周静脉输注化疗药，药物会对人体的外周血管产生较大的刺激，可能会引起静脉炎、外周血管萎缩等问题，化疗的血管会随着化疗次数的增加越来越细，以后就连普通输液都非常困难了。”

璐璐听后点点头：“确实，这个左臂的情况我也知道。那你说说留置 PICC 的具体操作吧？”

“通俗点说，PICC 是从胳膊上臂血管插入一根导管，导管的末端进入中心大静脉，靠近心脏的位置。化疗药物通过导管直接进入大血管，而不经过外周静脉血管。导管的另一端则露在外面，用贴膜包起来，使用的时候，护士将补液接上外露的导管，药水通过导管进入血管内。以后不仅不用天天扎针受罪，还能保护血管，避免药液外渗的情况发生。”

“这不是还要来做维护吗，好麻烦呢。”

“哈哈，这有什么麻烦呀，你只要过来，剩下的事全是我的，你不用担心。1 周维护 1 次，维护大致上就是消毒皮肤，导管冲管，更换贴膜，1 次维护的时间大概 15 分钟，你后续还有其他治疗想继续用也是可以的，PICC 可以放置 1 年。”

璐璐紧皱的眉头逐渐舒展开来，“听你这么说感觉挺好的，你不告诉我这些的话确实我也不了解，只当是普通挂挂水那样的，那我就做一个 PICC。谢谢你跟我说了这么多，以后有病友需要化疗，我一定给他们好好科普一下。这管子放在身体里的话我还能洗澡吗？”

“我再跟你说说导管留置期间的注意事项吧。首先是洗澡的问题，可以淋浴，但不可以泡澡。洗澡之前要做好防护措施，目前有两种方法。第一，用毛巾先包裹 2 圈，再用保鲜膜缠绕穿刺部位 2 ~ 3 圈，保证 PICC 导管全部被覆盖在内，两端用宽胶带固定，洗澡时举起有导管一侧手臂，不要让水直接淋在上面。第二，就是使用硅胶防水保护套，可以在网上买到。洗澡的时间不要太久，不然置管部位易捂汗，洗完后尽快拆除保鲜膜或硅胶保护套，需检查贴膜有无进水。如有进水或出汗，穿刺点周围皮肤有发红、疼痛、肿胀、渗血或渗液等，贴膜有松动、卷边，导管脱出、折管，输液接头松脱这些情况，都要尽快到医院维护，否则易造成穿刺点感染和导管脱出。所以可以选在每周维护前洗澡。在日常生活中要小心避免把导管拉出来，可以选择一些宽松的、袖口不过紧的开衫衣服。穿衣时先穿导管侧手臂，脱衣时后脱导管侧肢体，避免剐蹭。另外，置管侧手臂不能做大范围的手臂旋转活动，比如游泳、打球、拖地等；也不能过度用力，如拎大于 5 千克的重物、做引体向上、举哑铃、抱小孩等。还有，置管侧手臂不可以抽血、测血压。”

“那我要去哪做维护呢？”

“我们医院就有 PICC 维护门诊，挂 PICC 护理门诊的号，每周一上午和每周四下午在门诊 2 楼，17 号诊室。”

离开病房，我不禁反思：科普真的太重要了。如果不是肿瘤专科护士，我也不会了解这方面的知识，有的患者不愿意留置中心静脉导管，是因为不了解，因不了解而产生恐惧顾虑的心理。而另一些留置了中心静脉的患者又知晓多少这方面的知识呢？即使是璐璐这样的年轻人对留置中心静脉导管都是一知半解，更何况那些老年患者呢？患者及家属大多会将关注点放在疾病本身和治疗上，留置中心静脉导管相对于这些来说就像一个附属品一样，但这样的附属品会给患者减轻很多痛苦，作为肿瘤科护士在为患者做科普宣教的时候不仅要让他们知其然，还要知其所以然。

8

To be or not to be, it's a problem!

——乳腺癌化疗

“李阿姨，您这个体检做得很及时，B 超显示您这个包块不是很好，综合您的身体情况，我们建议先手术取出肿块，通过快速术中病理来确定肿块的分级，如果是良性肿块，您可以选择不同的手术方式，如果严重的话，我们再确定下一步的治疗方案。”

李阿姨显然没有心理准备，一下子有点懵，半天没有说话，脑子里只有“手术”两个字，就如同紧箍咒一样，脑子里胀得发疼：“医生，您等一下，我确认一下，我是不是得了癌症？要手术开刀还要化疗？是这样吗？”

“现在还没有确诊，您不要紧张，等病理结果才能确定。再说，即便得了乳腺癌，也不要怕。现在治疗手段很多，要根据您的肿块病理进行针对性的治疗，治疗方法都很成熟的，您跟家里人商量一下，希望您尽早决定！”

“啊，好的，谢谢医生！”

“喂，儿子啊，我可能得了癌症了，你快来看看我……”李阿姨魂不守舍语无伦次地离开了……

1 周后，李阿姨拿着病理报告来到门诊，她说她决定了，就手术切除，后续不化疗。这些天她回家让儿子在网上查了好多化疗的东西，那个不良反应太可怕，别看现在挺好的，那么折腾可吃不消，反正年纪也大了，听天由命吧。

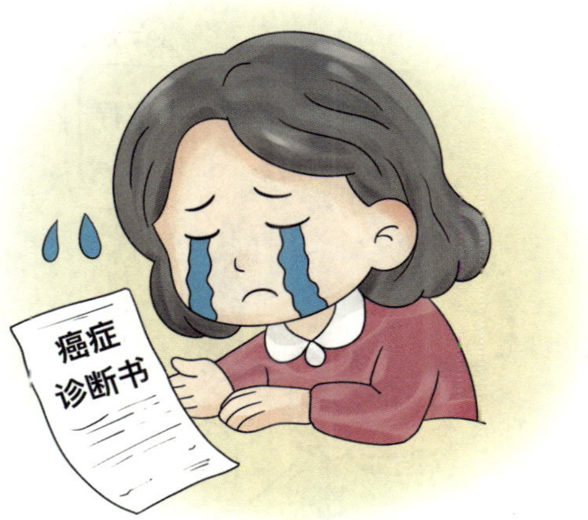

“李阿姨，您看到的那些反应并不是所有人都有的，也是分情况的，另外，我们还有很多针对性的措施，可以直接用药物来对抗，也还有中医的治疗和调养，只要您配合我们，我们会尽量避免或减轻这些不良反应的！”“哦……医生，您先帮我安排手术吧，是否化疗我再考虑考虑。”

手术以后，李阿姨虽然表面上风轻云淡，一个人的时候免不了郁郁寡欢，几天下来，她的责任护士小赵发现了这个问题，主动找到李阿姨询问情况。

“李阿姨，我看您这几天心情不好，这样会影响身体康复的，后面做化疗也会受影响的……”

“小赵，我不化疗的，我跟医生都说了。”

“为什么啊，现在化疗技术很成熟的，您是有什么顾虑吗？经济原因？”

“那，倒也不是。”

“那是什么啊？很多人因为看不起病而痛苦，您可以负担得起，为什么不给自己多几分安全保障？您这是早期的，做做化疗巩固巩固，生存期可以延长十几年，甚至几十年，您是怕什么呢？”

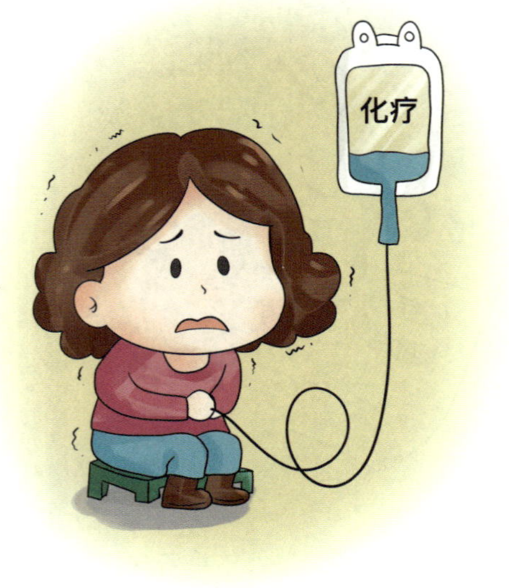

“这不是听说有很多不良反应吗，我有些怕的……”

“赵阿姨，说到不良反应，我就仔细跟您说一说吧。要减轻恶心呕吐这个事儿，我们有很多方法。首先您的心态要放松，听听音乐，分散注意力，消除紧张情绪。还可以含水果糖或口香糖，改变口腔异味。化疗第一天避免吃酸的，万一呕吐，还可以防止被胃酸刺激太厉害。在治疗前后一两天内清淡饮食，可减少恶心感。如果呕吐比较厉害，除静脉补充一定液体，要特别注意供给足够的流质饮食，可以喝清淡茶水、带有咸味的肉汤、无脂肪牛肉汤或者蔬菜汁，选择易消化饮食，少食多餐，还可以吃苏打饼干、面包片。”

“还有常见的脱发，这个是用的化疗药物导致的，是一过性的，用药结束一段时间后会长出来。就是用药期间需要使用中性洗发水，减少梳头。也可以准备一顶假发，做好假发的清洁工作，防止刺激头皮。有的患者重新长出来的头发甚至比之前的头发更加乌黑亮丽呢。”

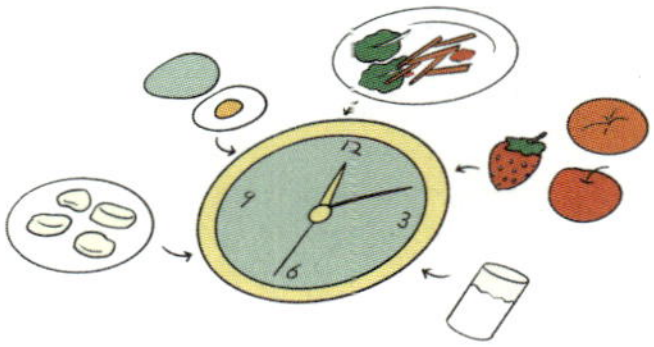

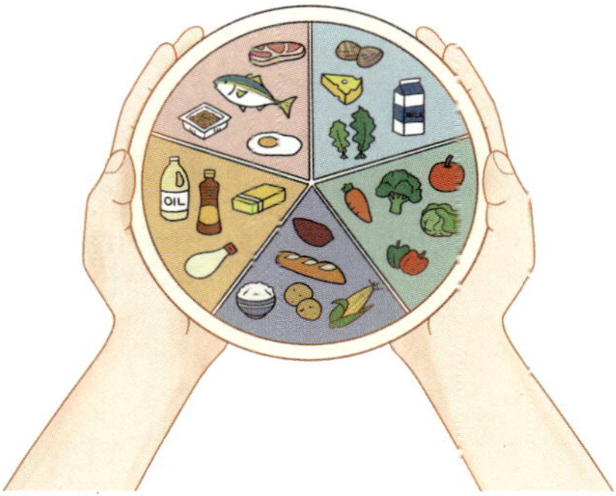

“还有骨髓抑制，这是乳腺癌化疗最常见和容易出问题的一个不良反应，几乎每个患者都会出现骨髓抑制致白细胞下降，一般规律是化疗后第 3 ~ 5 天白细胞开始下降，第 7 ~ 10 天为极期，之后逐渐回升。此时如处理不当将出现感染等严重并发症。我们一般在第 7、10、14 天查血常规，在第 5 ~ 8 天使用升白药（粒细胞集落刺激因子）。大多数患者都需要皮下注射升白药度过化疗极期。每个人的规律不同，应记住自己骨髓抑制的变化规律。患者化疗后如有发热或特别乏力，应立即查血常规并找医生及时处理。一般经过处理都会好转的。”

“另外还有过敏反应，主要是少数人用紫杉醇类药物可能出现严重过敏反应，因此必须进行预处理。也就是在输紫杉醇（一般是化疗第 2 天）前 12 小时分两次服用地塞米松片，或输多西他赛的前后 3 天内口服，切记！仅脂质体紫杉醇不需要口服地塞米松片。”

“我们是中西医结合医院，还有中医的方法，通过刺激不同经络上的穴位来降低药物的不良反应，效果都很好的，咱这个病房里的刘阿姨也是您这个情况，您看她不是也挺好的吗，我们还有微信群，大家可以在群里互相沟通，交流经验，阿姨你就放心化疗吧！”

“好的，好的，小赵，你这么一说，我对化疗的不良反应多了些了解，好像也没有想象的那么难过，我知道了，明天我就跟医生说我要化疗！”

9

生命的精准护航

——乳腺癌靶向治疗纪实

在一个普通的周三下午，乳腺外科的走廊里弥漫着淡淡的消毒水味，林女士，一位45岁的中年女性，手握着那份沉甸甸的病理报告，在护士站前徘徊不定。她戴着浅蓝色的口罩，呼出的气息微微濡湿了口罩的边缘，刚结束化疗的她显得有些疲惫，额前的碎发粘在皮肤上，指尖不自觉地摩挲着输液港凸起的边缘。这份报告确认了她患有HER2阳性乳腺癌，医生建议她接受靶向治疗。

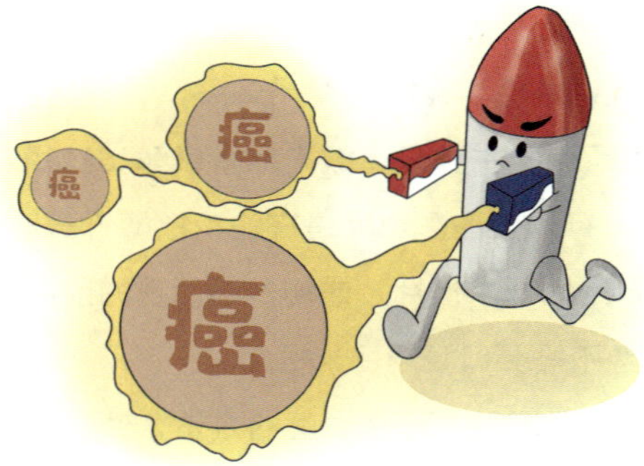

犹豫再三后，林女士鼓起勇气，轻声问道："护士，能占用您两分钟时间吗？"我暂停了手头的输液单核对工作，抬头迎上了她那道充满忐忑与期待的目光，温柔地回应："当然，您请说。"

林女士将报告缓缓推过台面，指甲在"HER2（3+）"的字样上来回轻划，声音中带着一丝不确定：“医生建议我用什么……靶向药，这个和化疗有什么区别呢？会不会像化疗那样掉头发？”

我微笑着抽出治疗手册，翻到药物作用机制的那一页，耐心地为她解释：“这是曲妥珠单抗（赫赛汀），一种专门针对 HER2 阳性乳腺癌的靶向药物。它能够精准地结合癌细胞表面的 HER2 受体，从而阻断肿瘤的生长信号，达到治疗的目的。与化疗相比，它的针对性更强，不良反应相对较小，通常不会导致严重的脱发。”

听到这里，林女士的眉头稍微舒展了一些，但随即又问道：“那这种治疗要持续多久呢？”我在台历上仔细标注了治疗周期，一边标注一边为她说明：“标准疗程是 1 年，前 3 个月每周都需要来医院输注，之后会调整为每 3 周 1 次。您看，这里是 3 个月后的周五，咱们会做首次疗效评估，就像是阶段性的治疗小结一样。”

在正式接受靶向治疗前，林女士的心情既紧张又充满期待。为了确保治疗顺利进行，我们为她做了详细的准备和说明。

首次输注曲妥珠单抗进行到第 10 分钟时，监护仪突然发出了滴滴滴的报警声，显示林女士的心率从 78 次 / 分钟攀升至了 102 次 / 分钟。

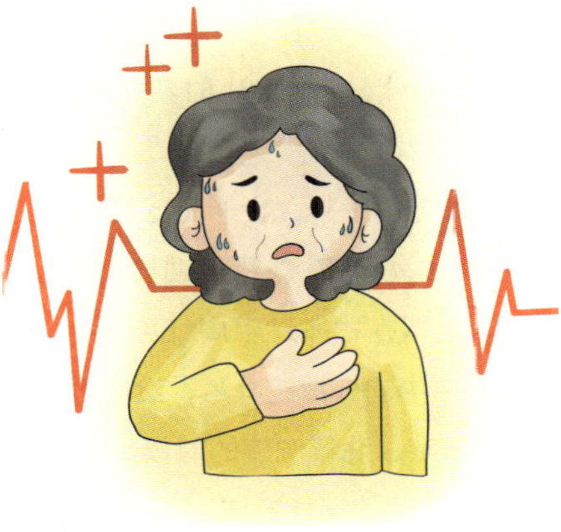

我立刻放缓了输液速度，并遵医嘱为她静脉推注了地塞米松。我轻声安慰她："这是部分患者会出现的输注反应，不用太担心，通常调整用药速度后就能缓解。"果然，20 分钟后，她的呼吸逐渐平复下来，监护仪的波形也恢复了规律的跳动。

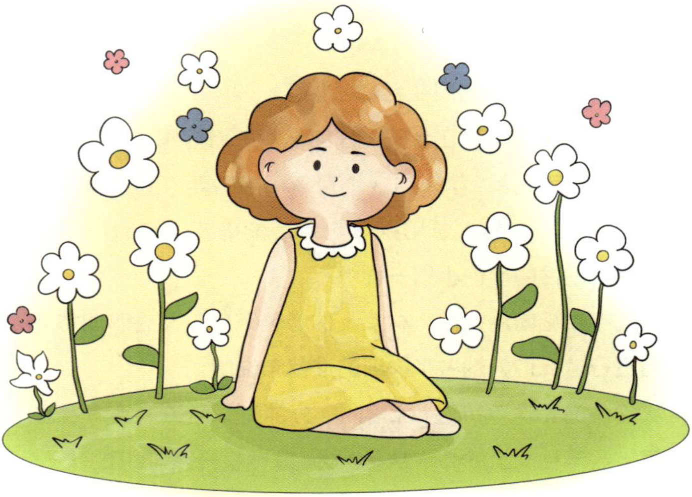

在接下来的治疗过程中，林女士逐渐适应了这种新的治疗方式。每周的治疗成了她生活中的一部分，而我们也时刻关注着她的身体状况和治疗效果。

治疗进行到第 8 周复查时，林女士伸出泛红的食指，有些焦虑地说："指甲边缘又红又肿，碰水就刺痛。"我仔细检查后，发现是甲周轻度炎症。我取出棉签，示范着螺旋式擦过甲周红肿处，一边操作一边为她讲解："每天要用碘伏棉签由内向外螺旋消毒，然后再薄涂一层抗生素软膏。记得要保持甲周皮肤干燥哦，洗菜洗碗的时候尽量戴手套。"我还特意将棉签倾斜 45°，为她展示正确的操作方法。

中期心脏超声结果显示，林女士的左室射血分数（LVEF）从64%降至58%。虽然仍在正常范围内（正常值为50% ~ 70%），但这一变化提示可能存在潜在的心脏功能变化，需要引起重视。我将报告递给她，认真叮嘱：“林女士，虽然您的心脏功能仍在正常范围，但LVEF的下降提示我们需要更加密切地监测。建议您每天早晚测量血压并记录，同时注意是否有心慌、气短等不适症状。如果出现任何异常，请及时就医。”

她认真地点了点头，当即在手机里设置了用药提醒和血压记录闹钟。

经过10个月的持续治疗，林女士的病情得到了显著改善。PET-CT报告显示原发灶代谢活性完全消失，这标志着她的治疗取得了阶段性的胜利。医学上，我们称之为“完全代谢缓解”（CMR），这是乳腺癌治疗中一个重要的里程碑。她摘下灰棕色假发，新生发茬已覆盖整个头皮，她笑着说：“女儿说我现在像换了个人。”诊室窗台的绿萝新叶在旁舒展，投在影像上的阴影恰好与原发病灶重合，如今那里只剩淡去的代谢痕迹，我心中也为她感到由衷的欣慰。

在为她办理出院手续时，我特意指着随访手册的注意事项强调：“林女士，治疗结束后仍需严格避孕至少1年。这是因为靶向治疗和内分泌治疗可能对胎儿造成不良影响。请务必注意这一点。”林女士的丈夫在一旁逐行细读着手册的内容，确保每一个细节都不被遗漏。

春分那日，当我正在整理病历档案时，走廊里传来了熟悉的脚步声。林女士抱着一个牛皮纸袋探头进来：“老家刚寄来的枇杷，护士尝尝！”她撩起碎发整理口罩时，我瞥见耳后原本稀疏的黑发已经悄然垂至下颌，在透窗的阳光下泛着健康的光泽。那一刻，我深深地感受到，生命的精准护航不仅仅在于药物和治疗，更在于那份坚持与希望的光芒。林女士的故事，是对生命力量的最好诠释。

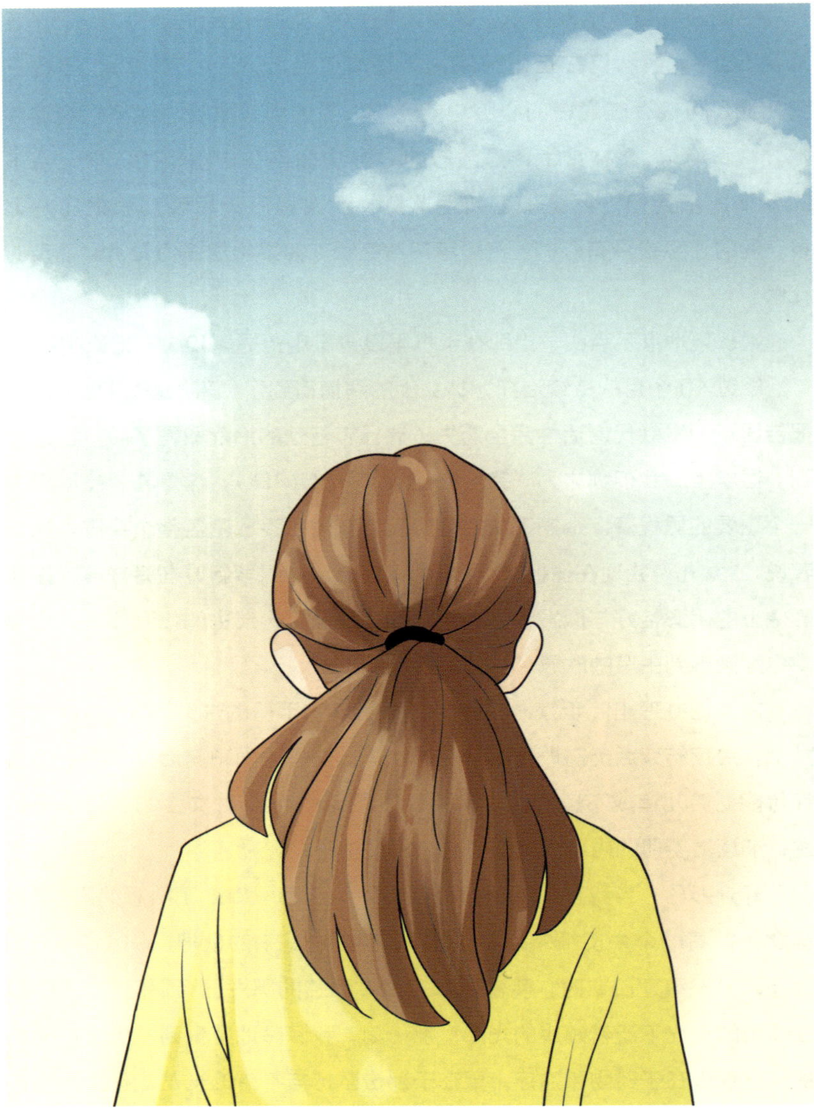

10 中医止吐有妙招

“小黄妹妹，我又来住院了。”燕萍阿姨很热情地跟我打招呼。大家可能会想：谁会这么开心地来住院啊？但是在肿瘤科的病房里，能反复来住院说明患者的身体状况好，可以继续进行化疗。

化疗后反应

第一次见到燕萍阿姨是在 PICC 维护门诊，那时她在外院结束了第一次化疗，由于化疗药物引起的胃肠道反应，她是吐着走进诊室的。燕萍阿姨表示很抱歉：“妹妹啊，不好意思。”

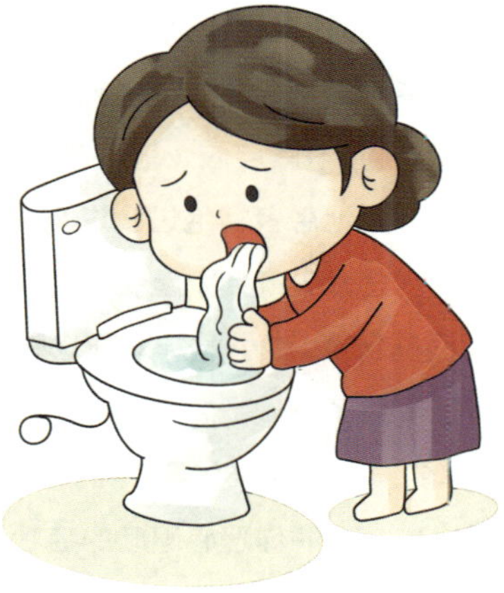

作为一名肿瘤专科护士，我非常理解患者的痛苦：“没事，阿姨！你慢慢来。”

查看了维护手册后我发现她刚置管 1 周，看她呕吐严重，我边做维护边询问：“阿姨，你是什么时候进行化疗的？”

“穿管子的那天就化疗了，第 2 天就出院了。”

“阿姨，你呕吐这么严重，怎么没多住几天？”

“我家离医院太远了，家里人照顾我不方便，就赶紧出院了，还好你们医院有维护门诊，不然就太不方便了。”

乳腺癌患者应用的化疗药物易引起恶心呕吐的症状，虽然目前最新指南推荐的防治化疗后恶心呕吐的方案已经很完整了，但是仍有许多患者因个体体质遭受化疗导致的各种不良反应，特别是胃肠道反应。燕萍阿姨就属于这类人群，即使过了 1 周还发生剧烈的恶心呕吐。我立刻建议道：“阿姨，你化疗结束已经 1 个星期了，呕吐还这么严重，应该到门诊让医生看一下，是否需要做一些治疗，不然一直吐，身体会吃不消的。”

没想到过了几天，我在病房里见到了燕萍阿姨，她躺在病床上，可以看出一周多不停地呕吐，让她的身体已经很虚弱了。人们常说化疗很痛苦，但事实上真正令患者感到痛苦的是化疗后产生的一系列不良反应，就像燕萍阿姨正在遭受的胃肠道不良反应，恶心呕吐会导致患者电解质紊乱，呕吐后口腔里的不适感会让患者拒绝进食进水，进食减少后营养就会失调，进水减少后肠道内水分减少就会引起便秘。

燕萍阿姨看见我，面露笑容：“小黄妹妹你来啦，不知道是不是心理作用，今天挂了水感觉舒服多了。”

“挂进去的水给了你能量，弥补了你吃不下饭少吸收的能量。之后我们会给你进行一些中医操作，缓解你恶心呕吐的症状。”

“这有用吗？”

“阿姨，平时有点感冒征兆的时候，你会不会在家自己刮个痧？”

“会呀，效果蛮好的嘞！”

“对呀，这些就是我们的传统中医操作。在住院期间，你就好好休养，我把几个中医技术都给你讲讲，做一做，有几个在家也能自己做。”

“好的呀！谢谢你，小黄妹妹。”

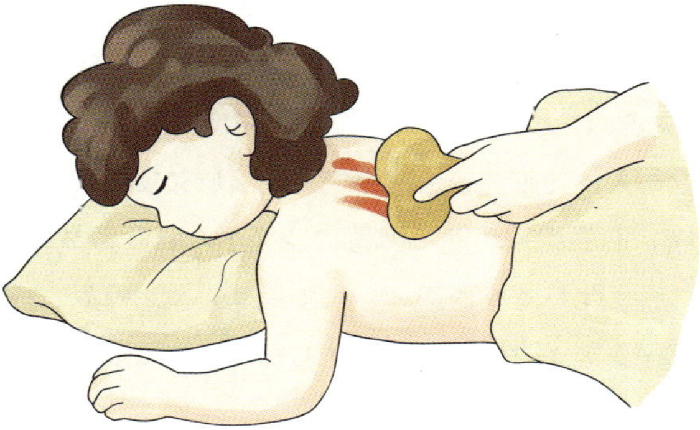

神奇的中医

第二天，我早早进入病房向她宣教了中医操作，“燕萍阿姨，早上好！晚上睡得怎么样？”

“晚上还吐，睡得不太好。”

“阿姨，今天开始我会给您做一些中医治疗，缓解您呕吐的症状，呕吐的次数少了，晚上就能好好休息了。其实中医对抗化疗呕吐有不少好方法，像隔姜灸就是其中一种，它能借助艾灸和生姜的力量，帮您调理脾胃、减轻不适，下面我给您详细讲讲具体怎么做。”

艾灸暖身，共抗化疗不适

“阿姨，我知道您最近化疗后呕吐得厉害，这真的太遭罪了。咱们医护人员一直都在想办法帮您缓解，也特别心疼您承受这些痛苦。接下来我想跟您讲讲隔姜灸，这是一种很有效的中医辅助治疗方法，能帮您减轻化疗后的呕吐症状。”

“隔姜灸是中医传统的外治疗法，它把艾灸的温热刺激和生姜的药用功效结合起来。生姜，您肯定不陌生，厨房里常用的食材，它有温中散寒、降逆止呕的作用。把生姜切成薄片，用针扎几个小孔，放在穴位上，再将艾炷放在姜片上点燃。艾火的温热通过姜片渗透到穴位里，能起到调和气血、温通经络的效果，特别适合缓解像您这样化疗后的不适。”

“我们要艾灸的穴位是神阙穴，位置就在您的肚脐。神阙穴是人体的重要穴位，它与人体的脏腑经络密切相关，通过艾灸神阙穴，可以调节人体的阴阳平衡，增强脾胃功能，脾胃功能好了，呕吐自然就能得到缓解。很多像您一样经历化疗呕吐的患者，在接受隔姜灸治疗后，症状都有了明显改善，能吃得下饭，身体也慢慢有了力气，您也可以试试，说不定效果也很好。”

“接下来我详细和您说说治疗过程。等会儿治疗时，您平躺在床上，放松就好。我会先把准备好的生姜片放在您的肚脐上，再把艾炷稳稳地放在姜片上，然后点燃艾炷。刚开始，您可能会感觉到微微的温热，这是正常的。如果感觉太烫，您千万别忍着，马上告诉我，我会做调整的。每次艾灸大概 15 ~ 20 分钟，一周进行 3 ~ 4 次，这都是医生根据您的具体情况制定的方案。”

“在做隔姜灸的时候，您可能会担心安全问题，这一点您放心。我们护士都经过专业培训，会时刻在旁边看着，保证治疗安全。而且艾灸过程中，我会和您一直聊天，分散您的注意力，这样您就不会太紧张啦。”

“阿姨，您把身体想象成一座精密运转的工厂，穴位就像一个个关键的调控开关，每个都有着独特作用，协同维持身体的健康。面对化疗后的呕吐，中医有很多行之有效的办法，隔姜灸神阙穴便是其中之一，能帮您缓解不适。”

“人体经络系统极为精妙，共 12 条经络，分管不同身体机能。足阳明胃经一听名字，就知道与胃紧密相关，上面的足三里穴，是调理脾胃的'明星穴位'；内关穴归属手厥阴心包经，是调节气机、和胃降逆的好帮手；中脘穴位于任脉，作为胃的募穴，在健脾和胃、止呕方面效果突出。通过按摩或艾灸刺激这些穴位，能更好地帮您调理脾胃、减轻呕吐。咱们一起努力，把这些方法利用起来，您肯定能舒服很多。"

"接下来我先给您讲讲足三里穴、内关穴、中脘穴。"

"这个我听过，以前老人都说'常按足三里，胜吃老母鸡'。"

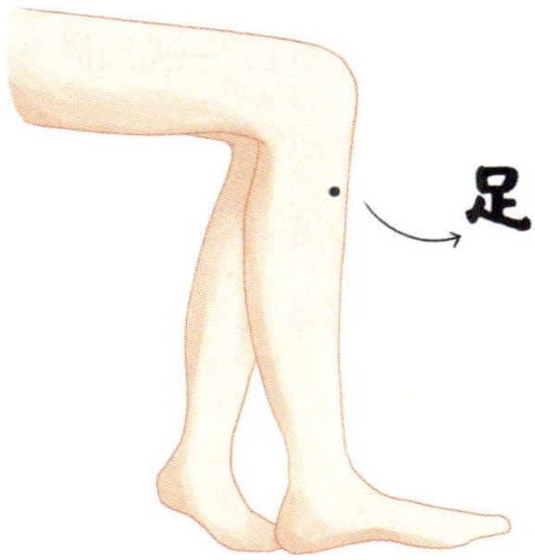

"哈哈，是有这样的说法。以前大家觉得多吃老母鸡可以多补充点营养，不过鸡肉确实具有一定的健脾胃功效，足三里作为胃经要穴，有补益脾胃、补血养阴的作用。"

"这个穴位在哪呀？"

"膝关节下有个凹陷，凹陷向下 4 指，小腿前面这根骨头叫胫骨，胫骨向外 1 横指的地方就是足三里了。"

"还有什么穴位呀？"

"还有一个是内关穴，在手臂内侧，腕横纹上两横指的中间。内关穴属于手厥阴心包经，从解剖位置来看，心包在胃的上面，又和食道相近，所以心包经与胃及食道存在密切的联系。"

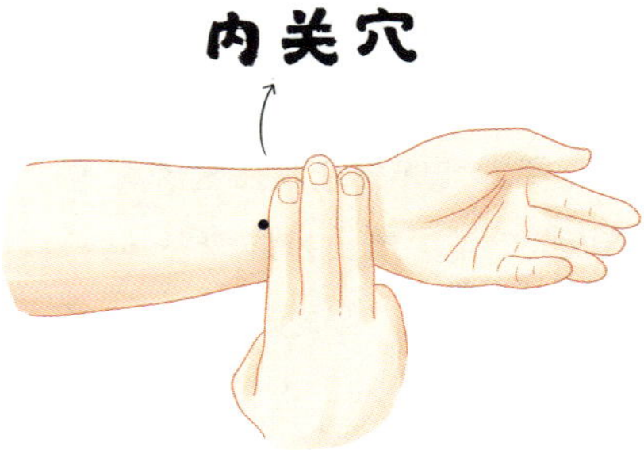

“这些穴位真有意思，再跟我说说其他的。”

“还有中脘穴，在肚脐上五横指。听过任督二脉吗？中脘就属于任脉，是任脉与手太阳小肠经、手少阳三焦经、足阳明胃经的一个交会穴。中脘穴所处的位置与胃部相应，所以有调理胃气的作用，是治疗胃病的要穴。这三个穴位联合使用可以改善胃肠道功能。”

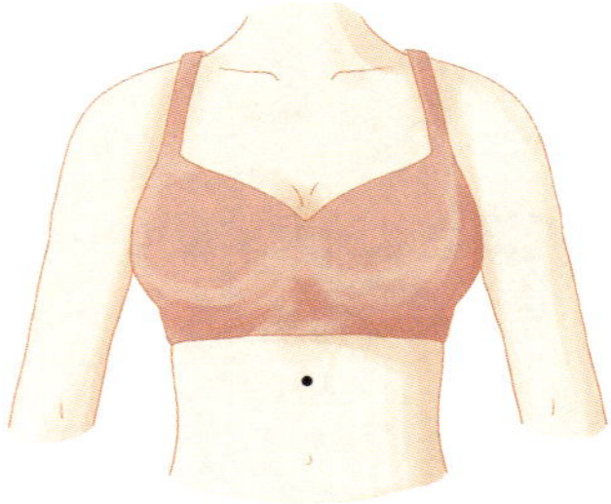

“那按摩这些穴位就可以了吗？”

“是的，按摩这几个穴位，可以通畅经络，激发经气，调和气血平衡，健脾和胃，还可以让你感到身心放松，进而降低恶心呕吐发生频率。你可以用大拇指、食指或中指的指腹在这几个穴位上进行点按、点揉。力度以你自己感到酸、麻、胀、痛为准，不要过重或过轻。太轻达不到治疗效果，而太重你可能会觉得不舒服或者弄伤自己。每天至少按摩 3 次，每个穴位按摩 3 ~ 5 分钟，几个穴位之间交替进行。”

“一直按我按不动呀。”

“你可以让家里人帮你按摩。而且不仅可以按摩，还可以在这几个穴位上进行艾灸呢。”

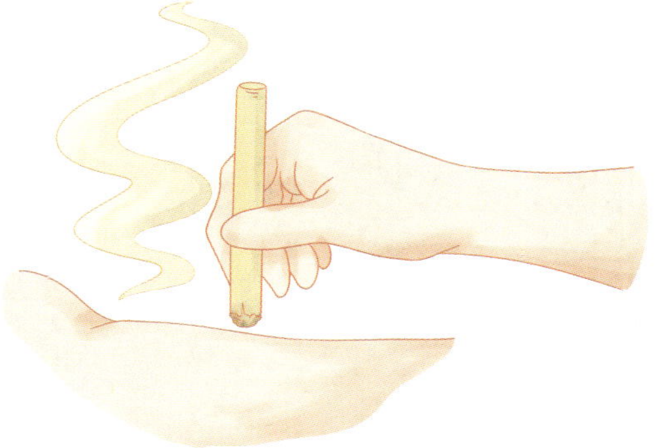

“艾灸啊，我喜欢的呀！这个味道闻着特别舒服。我家还有艾灸盒呢，就是懒了，没用几次。”

“那可太好了！住院的时候我们会帮你灸的，你现在学会了回家还能自己灸。把艾灸点燃了放在艾灸盒里，距离不要太近，以自己感到局部皮肤温热，但是并不灼痛为宜，灸到局部皮肤略微潮红就好了，每天 2 次，每次 15 分钟左右。”

“听着还挺简单的。”

“对呀，这穴位按摩和艾灸都是你回家自己就能做的，特别适合你这样恶心呕吐比较严重的人群。”

接下来的 1 周，我们每天都为燕萍阿姨进行中医治疗，相比入院时虚弱的样子，1 周后她的气色好了很多。燕萍阿姨后续化疗期间每次我们都会为她进行中医治疗，而且她在家也没有落下，如今她在做化疗时，已无恶心呕吐等消化道不适的症状。

作为一名医护人员，看到患者借助传统中医治疗减轻化疗的不良反应，真的很开心、很有成就感。

阿姨，化疗虽然很辛苦，但咱们一步步来，保持乐观的心态，肯定能慢慢好起来。我陪着您一起，咱们一定能战胜这个困难！

11

绝经后又“见红”？乳腺癌内分泌治疗的“双刃剑”

——他莫昔芬的不良反应与科学应对指南

李阿姨今年 58 岁，是一位退休的银行职员。两年前，她在一次例行体检中被诊断出乳腺癌，经过积极地治疗，病情已经得到了有效控制。目前，她正在进行内分泌治疗。今天，李阿姨突然出现在病房，一脸忧心忡忡的样子。

我上前轻声问候：“李阿姨，好久不见，这次过来是来复查吗？”

李阿姨显得有些焦虑：“小白护士，我明明绝经五年了，怎么突然又‘见红’了？不会是癌症转移了吧？”

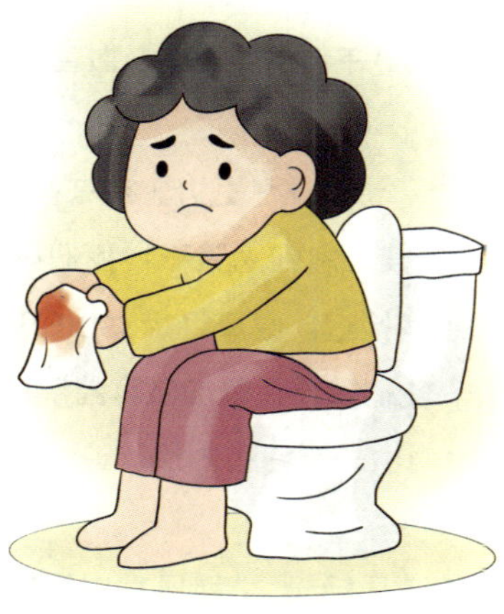

我拉过椅子，扶李阿姨坐下，轻声安慰道：“李阿姨，您先别着急。这种情况在内分泌治疗期间并不少见。我们先来了解一下具体情况。”“您最近在服用什么药物？”我问道。

李阿姨回答：“我在吃他莫昔芬，医生说是为了抑制癌细胞生长。可是这药怎么会让我出血呢？”

我耐心解释道：“李阿姨，他莫昔芬在乳腺组织中确实是一个‘抗癌卫士’，能阻断雌激素对癌细胞的作用。但它也是一把‘双刃剑’，它可能会刺激子宫内膜增生，甚至引发出血。临床研究显示，用药超过 2 年的患者中，约三分之一会出现子宫内膜增厚。”

李阿姨眉头紧锁：“内膜增厚会不会癌变啊？那这出血会不会很严重？”

我继续安慰她：“我们先来做个简单的评估。您的出血是什么颜色的？量多吗？”

李阿姨回答：“颜色有点暗红，量不多，就是点滴状的。”

我点头道：“点滴状的暗红色出血，很可能是阴道黏膜损伤或萎缩性阴道炎引起的。绝经后，雌激素水平下降，生殖系统会逐渐‘老化’。比如，阴道的酸碱度会从年轻时的 pH3.8 ~ 4.5（类似酸奶的酸度）升到 6.0 以上，黏膜变薄，就像‘干裂的土地’，血管脆性增加 3 倍，有时上厕所用力些都可能出血。”

李阿姨有些迷茫地问：“那我该怎么办？现在需要做什么检查吗？”

我耐心地解释：“李阿姨，您别太紧张！我们可以分两步来监控。首先，每半年做一次阴道超声检查。健康绝经女性的内膜通常小于 5 毫米，如果增厚到 8 毫米以上，我们就会建议加做宫腔镜检查。您现在这种点滴状出血，建议在 48 小时内做一个妇科内诊，这样就能判断是黏膜损伤还是内膜问题。”

李阿姨听了后，神情稍显轻松：“那日常生活要注意什么？我可不想反复出血。”

我回答道：“李阿姨，为了更好地预防出血，我为您制定了三个‘护盾计划’，希望能帮助您更好地管理日常护理。①贴身防护：建议选用婴幼儿级别的 A 类纯棉内裤，避开蕾丝和化纤材质。就像给宝宝挑选衣物一样，注重材质的柔软性和透气性。每天更换内裤，阴雨天建议使用烘干机彻底杀菌，避免潮湿环境滋生细菌。②科学清洁：洗澡时使用 pH 值为 4.0 的弱酸性洗液（比眼泪稍酸一点），水温控制在 38℃左右（手背试温不觉得烫）。这种洗液可以帮助维持阴道的正常酸碱平衡，减少感染风险。洗完后使用柔软的毛巾“点蘸”擦干，避免来回摩擦，减少对皮肤的刺激。③营养加固：每天食用巴掌大的焯水菠菜（约 200 克），补充的维生素 K 有助于增强血管壁的修复能力。每天补充 1 000 毫克钙片（相当于 4 杯牛奶）和 800 IU 维生素 D_3（约晒 30 分钟太阳），这有助于增强血管弹性，减少出血风险。”

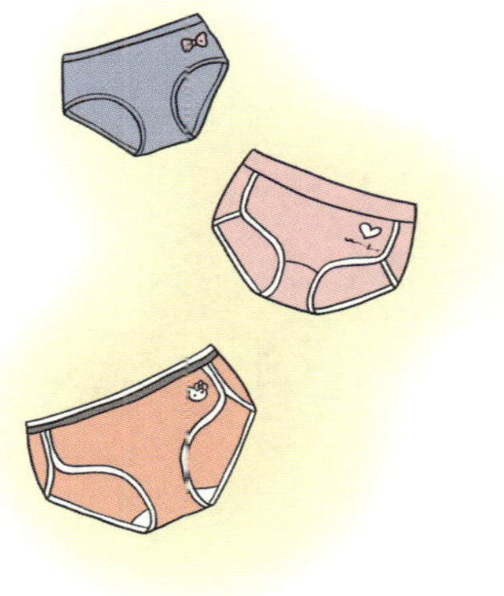
穿纯棉内裤

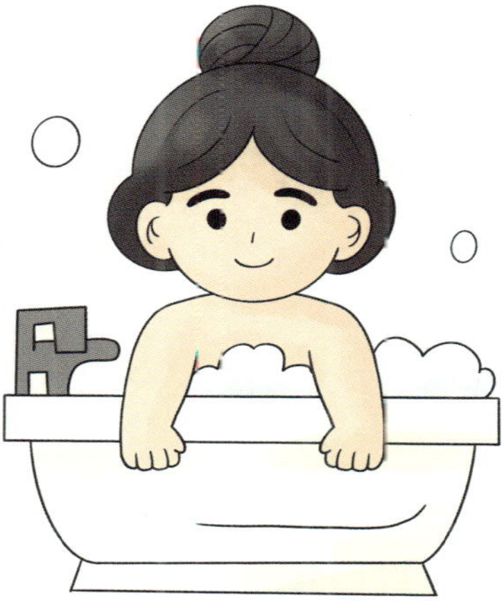
洗澡时注意水温

李阿姨有些担心地问：“万一哪天出血量突然变大怎么办？”

我回答道：“李阿姨，您需要记住四个‘红色警报’，如果出现以下情况，及时就医。①1小时内浸透整片日用卫生巾（约5毫升，相当于一瓶眼药水量）；②血液鲜红，像西瓜瓤一样，还夹杂葡萄粒大小的血块；③滴滴答答出血超过72小时；④感觉小腹像坠着铅球，或腰骶部有拉扯痛。”

李阿姨继续问道：“需要停用他莫昔芬吗？抗癌治疗会不会受影响？”

我解释道：“首次出血咱们先观察，抗癌治疗不能停。但如果半年内出血超过3次，医生可能会为您调整方案。例如，可以选择对子宫更友好的药物，如来曲唑，或者联合使用‘卵巢休眠针’诺雷得。不过您放心，90%以上的患者通过精细护理，都能既控制肿瘤又守护子宫。”

李阿姨点了点头，又问道：“这些防护措施要坚持多久？”

我回答道：“抗癌是一场持久战，我们需要长期管理。我建议您做一个‘健康手账’，记录每次出血的日期、持续时间和血的颜色。这样既能预警异常，又能帮助医生找到最适合您的护理节奏。抗癌不仅是消灭敌人，更要守护健康。”

12 手术后的“小水囊”之谜

——皮下积液的预防与护理

术后第 2 天上午，陈阿姨按响了呼叫铃。我走进病房时，她正用未输液的手反复摩挲着床头呼叫器，见到我后立刻支起身体，语气中带着一丝担忧：“小顾护士，我这里摸着鼓鼓的，像是水泡一样。”

“陈阿姨，您先别急，我马上帮您仔细检查一下。”我边戴手套边掀开被角，引流球处于负压状态，“您今天有改变过体位吗？比如翻身或者侧卧？”

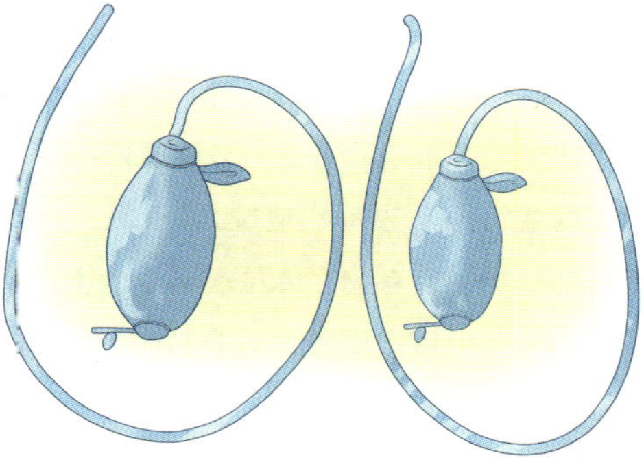

“哎哟！伤口疼得翻不了身，就稍微往左边（陈阿姨的左边为患侧，术后尤其是前 3 天建议平卧或健侧卧位）歪了会儿。”她手指悬在绷带上，不敢触碰，声音里带着一丝不安，“这包块会不会把伤口撑开啊？”

“您放心，我们会仔细检查的。”我一边安抚她，一边核对护理记录：

8:00 早交班时引流量 25 mL，现在 10:30 新增 5 mL，累计 30 mL/24 h（正常术后次日应达 50 ~ 80 mL）。随后，我进行触诊，发现一个 3 cm × 3 cm 波动性包块，陈阿姨突然吸气：“这里！就是这里胀得难受！”

“看来引流情况不太理想，我们需要系统排查一下。”我托起引流球，检查引流液的颜色和质量，透明球体在晨光下泛着淡红色泽。顺着管道触诊时，发现腋后线转折处有折叠，“这里管道受压了，可能是体位改变导致的。”

“我们分三步处理：首先理顺管道，然后调整体位促进引流，必要时冲洗管道。”我一边解释，一边调整管道位置，并指导患者向健侧卧位。接着，我用大鱼际和四个手指轻轻挤压引流管，但引流球内仍无新增液体。于是，我从近端开始分段挤捏管道，发现距切口 5 cm 处有阻力：“可能管道堵塞了，需要用无菌生理盐水冲洗，确认是否通畅。”

冲洗后，仅引出少量絮状物，引流液总量仍停滞在 32 mL（冲洗后增加量 < 5 mL 视为无效）。陈阿姨紧盯着引流球的刻度，声音中带着一丝焦虑：“2 mL？这是不是说冲洗的效果不太理想？”

我轻声安慰她：“陈阿姨，您别担心，我们再仔细观察一下。”在触诊过程中，我发现包块体积并未明显减小，波动感依旧存在。

随即，我向王医生汇报了当前的情况：“王医生，我已经排除了管道折叠、扭曲或受压的可能，也考虑了体位因素，但引流情况仍然不佳。初步判断，这可能是毛细淋巴管损伤导致的渗出增加，形成了局部的包裹性积液。”

王医生听后，决定进行复查超声以进一步确认。超声结果显示，积液量约为 60 mL，这符合《术后淋巴漏处理指南》中关于穿刺的指征（当保守治疗无效且积液量 > 50 mL 时）。于是，王医生指示进行穿刺操作。

我转向陈阿姨，耐心地解释：“陈阿姨，您术后的伤口处积聚了较多液体，我们已经尝试了调整引流管位置和变换体位等方法，但效果不佳。

为了更好地排出积液，促进伤口愈合，我们决定进行穿刺引流。”

陈阿姨有些担忧地问：“那处理起来会疼吗？”我取出利多卡因凝胶，安慰她：“您别担心，我会先给您涂上一些局部麻醉药膏，这样可以大大减轻操作时的不适感。”我详细解释了穿刺过程：“我们会严格按照无菌操作原则进行穿刺，消毒范围会以穿刺点为中心，直径≥ 15 cm，确保安全和卫生。”

随后，我小心翼翼地用针斜刺入皮肤，只见淡黄色清亮的液体缓缓流入注射器，未见浑浊或絮状物。我指着注射器里的积液对陈阿姨说：“您看，这积液的颜色很清亮，说明没有感染，您可以放心。”

这时，王医生带着弹力绷带走了过来，准备进行加压包扎。他一边调整绷带的松紧度，一边解释说：“我们会给伤口进行适当的加压包扎，松紧度以您能轻松滑动两指为宜，这样既不会过紧导致不适，也不会过松影响包扎效果。”在包扎过程中，我们采用了叠瓦式包扎法，并在腋窝处垫入了无菌纱布，以减少压力集中。

陈阿姨的女儿翻看着护理手册，好奇地问：“那回家以后，我们怎么判断绷带松紧是不是合适呢？”我微笑着回答：“您可以按照刚才王医生说的方法，试着滑动两指来检查绷带的松紧度。如果感觉过紧或过松，都可以及时联系我们进行调整。”

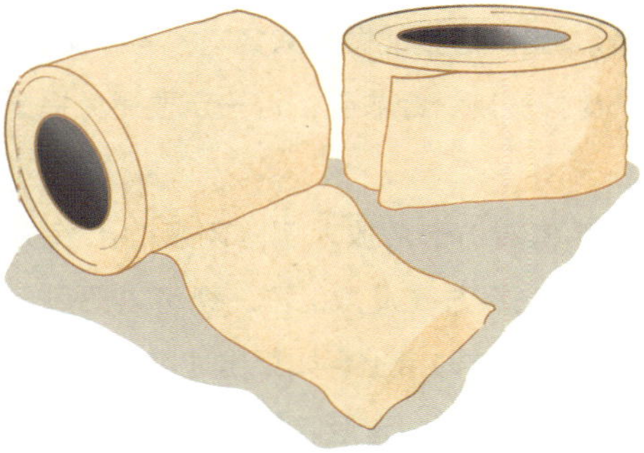

经过细致的处理和耐心解释，陈阿姨和她的女儿心中的忧虑已大大减轻。陈阿姨轻轻地摆动着自己的患肢，略带紧张地问道：“现在能动吗？会不会扯到伤口？”我稳稳地托住她的手腕，细心地指导她进行动作：“陈阿姨，术后康复训练对您的恢复很重要。我会一步步教您怎么做，您不用担心，慢慢来。术后 24 小时就可以开始进行康复训练了。比如手指屈伸、腕关节旋转，每次训练 10 ～ 15 分钟，每天进行 3 ～ 4 次。”随着患肢的缓缓摆动，引流管中果然有积液缓缓流出，我补充道：“适当的活动能够促进淋巴循环，有助于积液的排出。”

7 日之后，陈阿姨再次复诊时，她主动掀起了自己的衣角，满脸喜悦地说：“小顾，你看，绷带拆了之后恢复得挺好的！”我轻轻地触摸着她光洁如初的腋下皮肤，微笑着说：“恢复得很好，但接下来的 3 个月仍然是关键期，不能掉以轻心。”说着，我递上了居家护理手册，并详细地为她解释了其中的内容：“您需要每天关注三件事：一是观察皮肤的状态；二是测量臂围的变化；三是记录任何异常的感觉。”为了让她更加重视，我还特意用红色记号笔圈出了手册中的重点部分。

陈阿姨的女儿在一旁关切地问：“那洗澡的时候需要注意些什么呢？”我耐心地回答：“洗澡时，您可以用保鲜膜将术区包裹起来，避免沾水。洗澡的时间不宜过长，控制在大约两首歌的时间内（5 ～ 10 分钟）就可以了。”

陈阿姨又问道：“出院后我能做些家务吗？”我笑着说：“可以做一些轻度的家务活动，比如洗碗、晾衣服。但一定要避免提重物，以免给患肢增加负担。”

复查结束时，我将随访卡片放入了陈阿姨的出院资料袋中，并叮嘱道：“这是我们病区的联系方式及微信群，您可以把每天测量的臂围数据记录在小册子上，下次随访时带上。如果出现突然鼓包、局部发烫、手臂发胀等情况，请及时联系我们或者返院复查。”

陈阿姨小心翼翼地收好卡片，感慨地说：“以前总觉得出院就是治疗的结束，现在才明白这其实是新生活的开始。”我补充道：“是的，陈阿姨，康复是一个持续的过程，我们会一直陪伴您。有任何问题，随时联系我们。”

其实，皮下积液并不可怕，只要我们采取一系列有效的预防措施，如术后手术区加压包扎、适时拔管、保持引流管通畅以及适时进行活动等，都能够有效地治疗并避免皮下积液的发生，从而加速患者术后康复，为后续治疗奠定坚实基础。

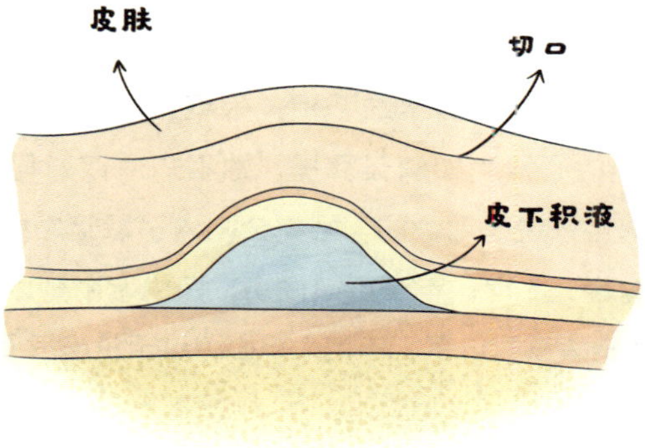

皮下积液

13 乳腺癌术后的“麒麟臂”
——乳腺癌相关上肢淋巴水肿

文文阿姨曾是一名炼油厂工人，她在炼油厂一干就是几十年，2010年退休，本想好好享受退休生活，却在一次体检中意外发现自己左侧胸部里面有个肿块，医生说这个情况可能不是很好，叫她进一步检查，再决定如何进行治疗。她赶紧约了相关检查和活检，最后确定患了乳腺癌，文文阿姨的心情犹如晴天霹雳，她不知道该如何面对以后的生活，这个消息对她来说是致命的，她完全陷入了黑暗之中。不幸中的万幸，她的病理分期是Ⅰ期，手术也很成功，医生嘱咐她术后按照医嘱吃药，定期来医院复查就可以了，不用太担心，过于焦虑反而会影响术后的康复。

文文阿姨尽量调整自己的心态，希望自己术后赶快好起来，同时医护人员动员文文阿姨家属，包括她的老公和儿子，希望他们给予文文阿姨更多的关心，因为医护人员能够给到患者的帮助也是有限的，术后长期的康复需要家庭强有力的支持。

一转眼，距离文文阿姨做完手术已经5年了。可是最近一年她发现自己的手臂逐渐发生肿胀，现在手术侧手臂比没有开刀过的那侧要粗三四厘米的样子，而且好像没有消退的意思。她很着急，跑了很多医院咨询，很多医生告诉她，这是手术后的并发症，不需要太在意，还有医生告诉她这个目前也没办法治疗，叫文文阿姨去别处看看。

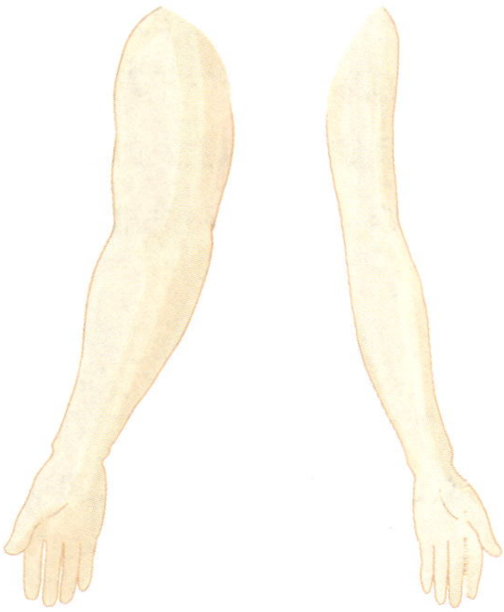

文文阿姨几经周折来到上海市第七人民医院的乳腺淋巴水肿专病门诊，阿姨来了之后，我们对她进行了详细的检查，排除其他水肿可能，经过物理测试等，最终判断她是乳腺癌术后上肢淋巴水肿。我们告诉她，这是乳腺癌术后的并发症，与手术方式及淋巴结取出数量、放化疗等都有关系。文文阿姨表示希望在我们这里能得到有效治疗。针对文文阿姨的水肿程度和检查指标，我们最终帮助她规划了中西医结合的治疗方案。

乳腺癌术后，不少患者会遭遇上肢淋巴水肿的困扰，不仅影响肢体活动，还可能降低生活质量。如今，中西医结合的治疗方案，为缓解这一难题带来了新希望，其中，温和灸疗法效果显著。

乳腺癌术后淋巴水肿温和灸技术

温和灸技术又称温灸法，将艾条燃着端与施灸部位的皮肤保持一定距离，在灸治过程中使患者只觉温热而无灼痛的一种艾条悬起灸法。

温和灸是中医外治疗法，操作时，医生会将点燃的艾条悬于患者的穴位上方 2 ~ 3 厘米处，让温热感缓缓渗透进穴位。这种疗法不会有灼痛感，只会带来温暖、舒适的感觉，帮助疏通经络、调和气血，改善淋巴水肿。

在中医理念里，人体拥有一套经络系统，宛如纵横交错的高速公路，气血依靠它周流全身，维持机体的健康与平衡。一旦经络阻滞，气血运行不畅，疾病便会乘虚而入。乳腺癌术后引发的上肢淋巴水肿，从中医视角剖析，正是经络气血运行受阻，水液代谢失常的典型表现。可以选择以下穴位艾灸。

1. 合谷穴

合谷穴作为手阳明大肠经的原穴，《灵枢·九针十二原》有言：“五脏六腑之有疾者，皆取其原也。”艾灸此穴位，能够发挥调畅全身气血的功效，驱散上肢的病邪。

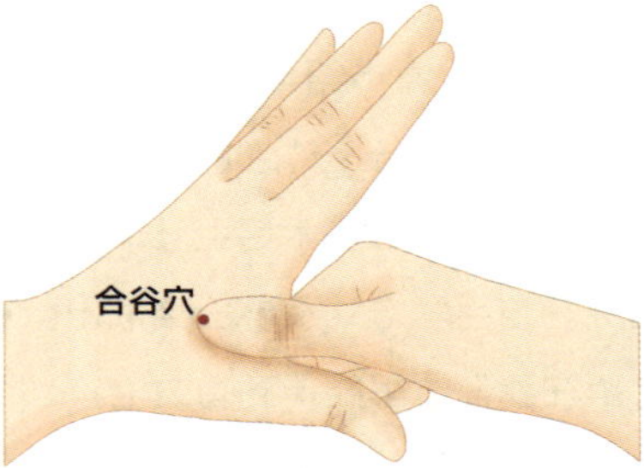

2. 曲池穴

曲池穴同样隶属手阳明大肠经，是人体重要的清热要穴，艾灸曲池，能有效清除体内热邪，消除上肢气血阻滞所产生的炎症与水肿。

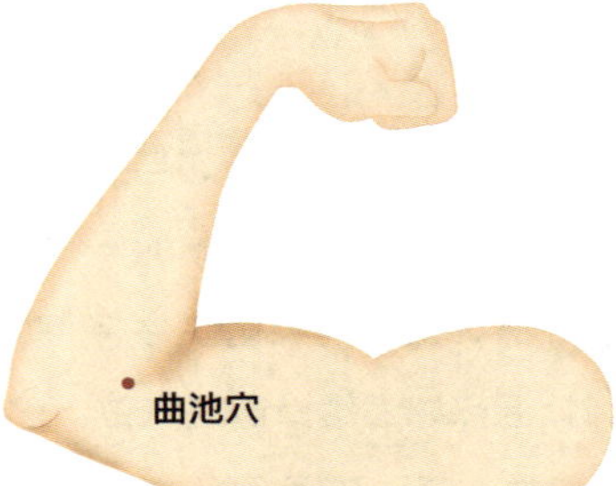

3. 臂臑穴

臂臑穴临近水肿部位，艾灸时，其温热药力能迅速直达病所，疏通局部经络，加速水液代谢，减轻水肿症状。

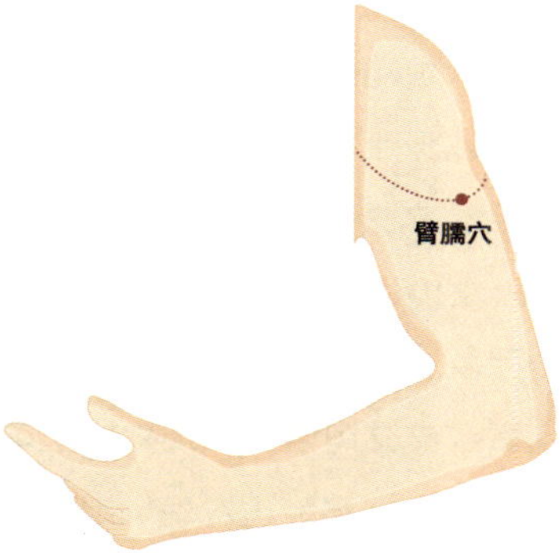

4. 肩髃穴

肩髃穴位于肩关节处，是手阳明大肠经的重要穴位，艾灸肩髃可祛风除湿，疏通肩部及上肢的经络，引导气血运行至病变部位，改善上肢的气血供应。

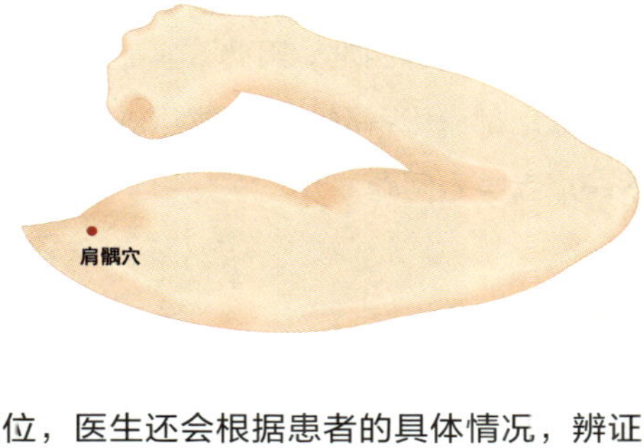

除了上述穴位，医生还会根据患者的具体情况，辨证选取配穴。

比如足三里是足阳明胃经的合穴，为“后天之本”，艾灸足三里可健运脾胃，促进气血生化，以补充人体气血不足。三阴交是肝、脾、肾三条阴经的交会穴，能滋补肝脾肾三脏，养血滋阴，对于乳腺癌术后气血亏虚的患者，加用足三里、三阴交可以补充气血，增强机体的气血运行，有助于改善淋巴水肿。

艾灸本身具有温经散寒、消瘀散结的功效。艾灸借助艾草的纯阳之力，能够温通经络，激发穴位功效，全方位地促进上肢的气血运行，恢复水液代谢平衡，进而帮助乳腺癌术后患者有效减轻上肢淋巴水肿的困扰。

在经过 4 周的治疗后，文文阿姨手臂水肿程度明显减轻，文文阿姨那颗忐忑的心终于放下来。她感激地说："谢谢乳腺淋巴水肿门诊医护人员的悉心治疗和照护，为我解决了实际问题。"

半年后，我们再次看到文文阿姨，发现她比之前爱打扮了，眼睛里有了不一样的光彩，我们对文文阿姨随访发现，她的淋巴水肿基本没有再发展，自己控制得很好，她告诉我们，自己在家认真锻炼，按照我们的指导进行居家自我护理，之后手臂肿胀的现象没再发生，她说手臂水肿治好后，整个人都很有自信，再也不担心夏天穿衣服被别人用异样眼光看了。看着文文阿姨喜悦的表情，我也为她高兴，同时也陷入了深深地思考。

对于乳腺癌术后上肢淋巴水肿患者，术后早期往往会忽略治疗，导致水肿程度加重。目前很多医院没有针对乳腺癌术后上肢淋巴水肿患者的专病治疗门诊，导致很多患者就医困难。因此，应加大宣传力度，通过媒体宣传、科普活动等，让这部分患者增强对于术后淋巴水肿的重视，并帮助患者及早就医，解决患者身心问题。

14 到底动还是不动？
——乳腺癌术后的功能锻炼

早期功能锻炼对乳腺癌患者术后的恢复至关重要。术后及早对术侧上肢进行整体和系统的功能锻炼，能够防止关节内粘连，促进血液循环和淋巴回流，减少皮下积液，恢复患侧上肢的功能。但是，对于手术后的患者而言，术后活动也是一个挑战。小陈阿姨在术后就遇到了动与不动的难题。

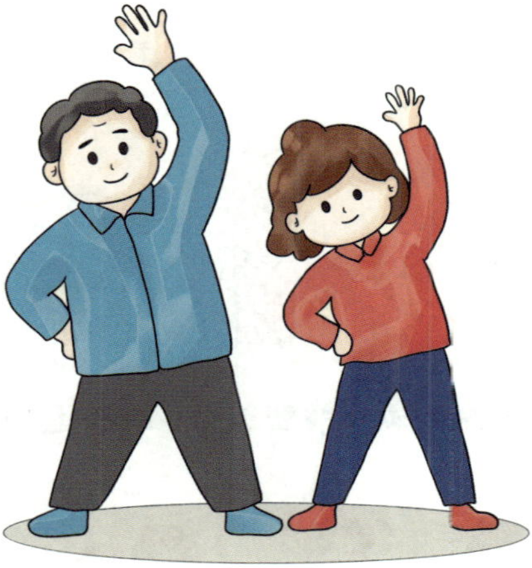

清晨，我像往常一样早早来到科室，开展工作前，先来到病房询问患者的情况。16 床的小陈阿姨吸引了我的注意力。她坐在床上，将术侧的手臂横放抱于胸前。我走向前："小陈阿姨，感觉怎么样呀？昨晚睡得好吗？"

“睡觉还可以的，前两天是因为太紧张了，一直想着自己的病，然后在这边又不是家里，睡不着，这两天好多了。”

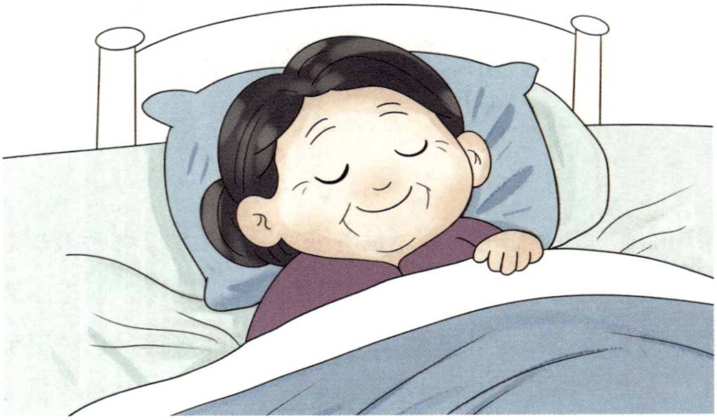

“阿姨，乳腺癌手术后，早期功能锻炼对身体恢复特别重要。今天是术后第 5 天了，这两天您患侧手臂活动得怎么样？有没有遇到什么困难或不适？接下来，我会根据您的情况，给您讲讲后续锻炼该注意的事情，争取帮助您恢复得又快又好。”

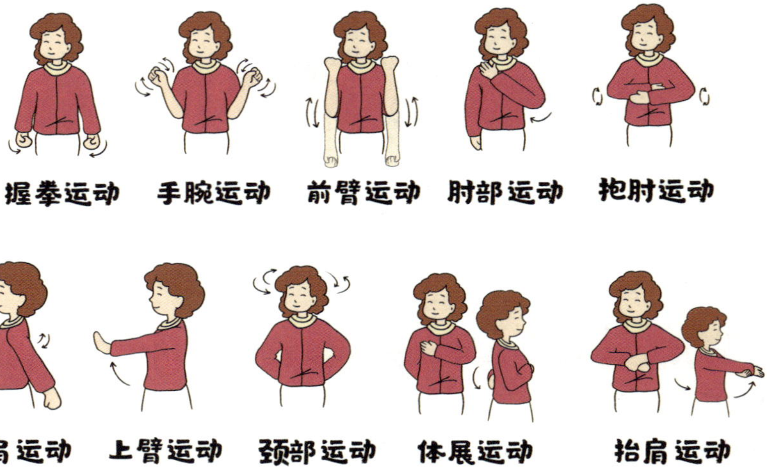

“就抓抓手，这样做。然后你们之前跟我说过，手术这边的手要夹紧，手不能乱动。”阿姨向我演示道。

“昨天小徐还跟我说，今天是术后第 4 天，我这边的手可以摸对面的肩和这边的耳朵。但是我又不敢动。你们之前不是说这只手要夹紧，现在动我怕会影响这边。现在就这么困难，以后我该怎么办？什么事都不能做。”

为了让小陈阿姨增添康复的信心，我向她介绍了隔壁的江阿姨。江阿姨刚结束治疗，这次入院是为了将静脉输液港移除。与小陈阿姨的焦躁和低落不同的是，江阿姨的眼里充满对未来的希望。这束光也可以照亮小陈阿姨。

江阿姨一听到小陈阿姨的困惑与忧虑，立马走过来：“你可别这么想，你看我现在多好，我还能跑步做操这些呢，以前累了那么久，刚好可以借这个机会好好休息。至于怎么活动？你就听护士的指导，我之前也是的，开始有点怕，不敢动，慢慢来就是了，我这个手在手术后一个月左右就和手术前一样了。”

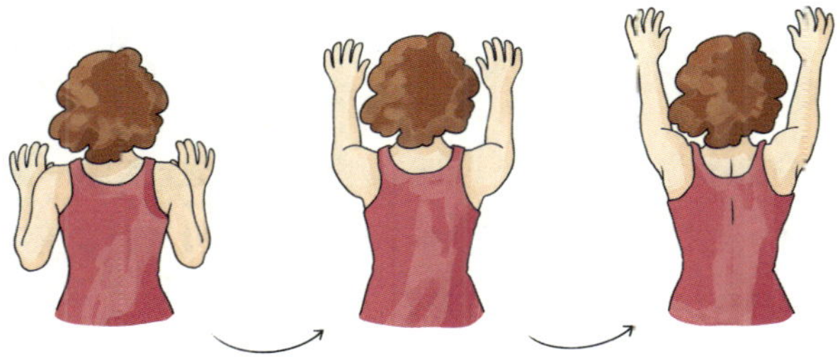

小陈阿姨听到，笑了笑：“嗯，好的，我慢慢来！”

我立马趁热打铁，向她解释道：“阿姨，我们说让您夹紧其实是要让你限制这边肩部的活动，您看，您术后是不是放了两条管子，这是为了把伤口的液体引流出去，促进手术伤口的愈合。如果过度活动，那液体过多，愈合就会受影响。”

“那我就少动点，或者等这个伤口愈合了再开始动呗。你们说要动，又不能动太大，我怕自己没注意动太大了。”陈阿姨说道。

“这可不行，如果不动，关节容易粘连，等到你的伤口愈合后，上肢也可能新增了一个‘功能障碍’。而且，术后的活动可以促进血液循环，预防淋巴水肿的发生。所以动是很重要的，还要早动。”我向阿姨解释着早期运动的重要性。

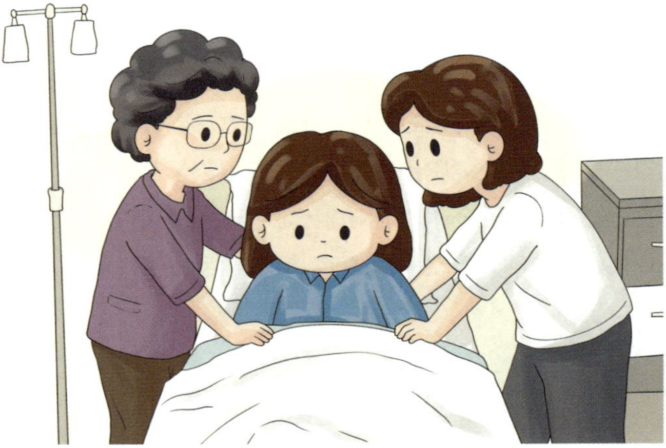

“是啊，还是要听护士的话，早点慢慢地动。之前和我一起来住院开刀的一位姐妹，她在住院的时候功能锻炼也不积极，就恢复了日常的活动，回去之后没有定期锻炼，现在这只手都活动不好，现在又重新开始爬墙运动和功能锻炼，还来我们医院做了理疗。现在是好多了，但是这兜兜转转，又费钱，又费精力心情还不好，所以还是一开始就做好锻炼，不能偷懒。”江阿姨也对小陈阿姨说道。

阿姨有点紧张，但对自己的康复很重视，也有自己的顾虑：“是啊，我也知道，我之前在抖音上刷到，有个人手抬不起来，她说自己在手术之后没好好锻炼就变成这样了。我也很着急啊，你们说能动，但我怕动得太大，怕控制不好运动的尺度，所以我不锻炼的时候，会把手拖住，我就不会乱动了。”

“小陈阿姨，其实我们指导您进行功能锻炼也是慢慢来的。在术后两到三天的时候，我们已经指导您用健侧上肢辅助患侧上肢，做肩关节小范围的前屈和后伸活动，前屈不超过 30°，后伸不超过 15°。如今，您术后已经第 5 天了，接下来可以尝试一些简单活动啦。现在即便患侧还有引流管，只要咱们小心注意，还是可以做一些锻炼的。小陈阿姨，您可以试着用患侧手进行洗脸、刷牙、洗手这类日常动作，锻炼患侧肢体的功能。在做这些动作时，建议您同时用健侧手协助，既帮助患侧手完成动作，又能保护好引流管，避免不小心拉扯到。”

“此外，您还可以做一项很简单又有效的锻炼，用患侧手触摸右侧肩部，再尝试去触摸左耳朵。在做的过程中，动作要缓慢轻柔，时刻留意引流管的位置，一旦有任何不适，比如伤口刺痛，或者感觉引流管被牵扯，就立即停下。这些锻炼不仅能帮助您恢复肢体功能，对整体康复也很有好处。”

“嗯嗯，好！我明白了，之后我也会慢慢地按照你们的指导进行锻炼的，谢谢你。”经过一番交流，小陈阿姨理解了功能锻炼的重要性和如何来衡量动与不动的关系。随后，小陈阿姨的引流情况良好，没有出现皮下积液等情况，按照计划的锻炼流程进行着，同时，她战胜疾病的信心也在慢慢增加。

我们柔声细语、换位交流，只为更好地解决患者的忧虑。患者康复之路，虽有艰辛，却绝不孤独。专业人员的陪伴与指导，病情相似的病友携手同行，让这份正能量得以传递。乳腺癌患者康复的故事，也将持续上演。

15 乳腺癌术后调养攻略

一个普通的早晨，阳光穿透玻璃照进病房，病房内暖意融融、显得格外明亮。我正感慨于今日的阳光像是能带来希望一样明媚，就看到一抹熟悉的身影走入护士站。

是后勤保障处的吴师傅，吴师傅是个多面手，病房内的很多设施出现问题，只要吴师傅到场，立马手到“病”除。吴师傅是个乐天派，不论工作多忙多累，他总是面带笑容，也总爱跟我们打趣，大家都很喜欢吴师傅，但是，吴师傅今天怎么面带愁容呢？

护士长看见他这个样子，也是一愣，赶忙迎上去：“吴师傅，怎么了？是不是遇到什么事啦”

吴师傅看见护士长，急忙说：“我老婆的乳腺 B 超做出来不太好，刘主任说偏恶性，我来给她办入院手续。哎呀！这可怎么办呀？”

护士长赶忙安慰说：“别急别急，先住进来，等最终检查结果出来再说，现在医疗技术先进，很多病都能治愈的。”

吴师傅很焦虑：“我岳母是乳腺癌去世的，不知这病会不会遗传……”

办好入院后，吴师傅先带着石阿姨进行了一系列检查，庆幸的是，检查结果适合手术。

在完善的术前准备后，我为吴师傅和石阿姨做了术前宣教，并主动加了他们的微信。

手术如期而至并顺利进行，但由于一些特殊原因，石阿姨不得不提前出院，这也是第一次有患者在术后带管出院，让我不禁更加担心石阿姨术后恢复情况。

出院之前，我告诉他们有任何问题可以随时向我咨询，我看到后会及时回复的，让他们千万不要怕麻烦，术后恢复的好坏，直接影响到今后的生活质量。

在吴师傅的照顾下，李阿姨恢复得很快，通过与他们在恢复期间的联络，我总结了一些术后会碰到的常见问题。

术后怎么吃：提供机体康复动力

1. 术后初期

术后初期按照清淡的流食（牛奶、蔬菜汁等）→半流食（烂面条、厚粥等）→普食的顺序逐步恢复饮食。

2. 术后饮食

饮食原则是正常均衡饮食，即低脂高蛋白，足够蔬菜，适当维生素和矿物质。如伴有高血压、高血脂、糖尿病、甲状腺疾病等其他疾病，则需要在医师指导下进行合理饮食。一般情况下需要注意下列事项。

（1）定时定量进食，不要暴饮暴食，偏食，要有计划地摄入营养和热量。

（2）吃富含维生素 A，维生素 C 的蔬菜和水果。常吃有抑癌功能的食物，如卷心菜、芹菜、蘑菇等。

（3）少吃精米、精面；多吃粗粮、玉米、豆类等杂粮。

（4）低脂饮食。常吃瘦肉、鸡蛋、酸奶，少吃盐腌、烟熏、火烤、烤煳烤焦、变质的食物。

（5）常吃干果类食物，如芝麻、南瓜子、西瓜子、花生等。它们富含多种维生素及微量元素、纤维素、蛋白质和不饱和脂肪酸，营养价值高。

（6）合理进补能提高免疫力。某些滋补品如人参、白木耳、红枣等有直接或间接抑癌与强身功效。

（7）在烹饪时多用蒸、煮、炖，尽量少吃油炸、油煎食物。

3. 中医膳食处方

乳腺癌术后“扶正驱邪”应为治之大法。通过扶正祛邪，标本兼治，可全方位调节机体功能，提高免疫力，调节内分泌；中药膳食既可调养身体，又为美味之物。

（1）肝气郁结证：推荐药方——橘叶皮核汤

材料：青橘叶、青橘皮、橘核各 15 克，黄酒适量；

制法：将前 3 味洗净，然后以少量黄酒加水煎汤；

饮法：每日 1 剂，分 2 次温服。

（2）冲任失调证：推荐药方——猪肉海星汤

材料：瘦猪肉 100 克，海星 1 个；

制法：将海星洗净，猪瘦肉洗净切成块，同入锅中，加水适量炖至肉烂，即可食用；

饮法：每日 1 次。

（3）毒热蕴结证：推荐药方——蒲公英粥

材料：蒲公英 20 克，粳米 100 克；

制法：将蒲公英洗净，清水浸泡 10 分钟，煎取汤汁，用其汤汁煮粥即可；

饮法：每日 2 ~ 3 次，稍温服。3 ~ 5 天为一疗程。

（4）气血亏虚证：推荐药方——黄芪猪脚汤

材料：带筋猪蹄 1 只（650 克），黄芪 30 克；

制法：把猪蹄用慢火煮 6 个小时，晾凉，然后把浮油撇去，加 30 克黄芪，再煮半个小时，把黄芪捞出来即可；

饮法：每日一次。

4. 化疗饮食处方

由于化疗的毒副作用，会引发口腔炎，损害味觉等，因此，患者在饮食方面以清淡易消化的食物为宜，避免太刺激，油腻的食物。少量多餐，并根据患者的口味，注意调整食物的色香味。如果有口腔炎，带酸味的食物较具刺激性，不宜食用。

术后怎么动：恢复肢体灵活功能

术后 24 小时内：活动手指和腕部，可做伸指、握拳、屈腕等锻炼。

术后 1 ~ 3 天：可用健侧上肢或他人协助患侧上肢进行屈肘伸臂等锻炼，逐渐过渡到肩关节的小范围屈、后伸运动（前屈小于 30°，后伸小于 15°）。

术后 4 ~ 7 天：可用患侧手洗脸、刷牙、进食等，并做以患侧手触摸对侧肩部及同侧耳朵的锻炼。

术后 1 ~ 2 周：开始做肩关节活动，以肩部为中心前后摆臂。循序渐进抬高患侧上肢（将患侧肘关节伸屈、手掌置于对侧肩部，直至患侧肘关节与肩平）、手指爬墙（逐渐递增幅度，直至患侧手指能高举过头）、梳头等。

术后怎么护：化解上肢淋巴水肿

1. 生活中的注意事项

淋巴水肿是淋巴回流障碍引起的组织水肿、慢性炎症、组织纤维化等病理改变。起病慢，远端早发，进展缓慢。当发生水肿可以通过手法淋巴引流综合消肿治疗（CDT）、压力治疗（弹力绷带和护套）等缓解水肿的症状，平时生活中的注意事项如下：

（1）不要手提或肩挑重物，术后 2 ~ 4 周患肢应避免负重超过 0.5 千克，4 周后应避免负重超过 2.5 千克。

（2）多穿宽松的衣物，衣服的袖口不要太紧勒住患侧。

（3）尽量不要戴太紧的手镯、手表、戒指，不要让它们嵌入皮肤中。

（4）避免长时间用很热的水淋浴、洗碗、洗衣，不能接触各种洗涤剂，洗衣服、洗碗时要戴手套。

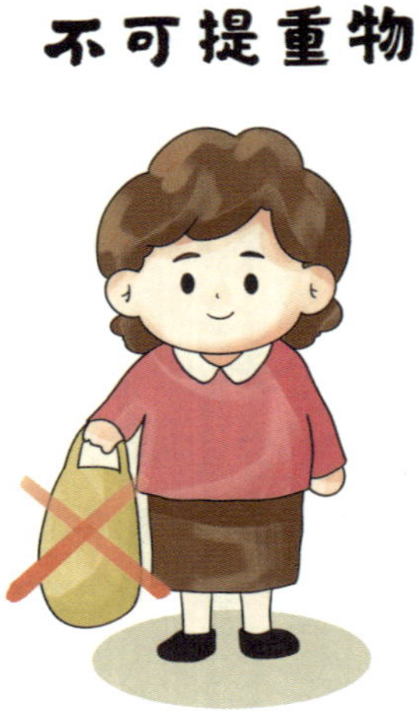

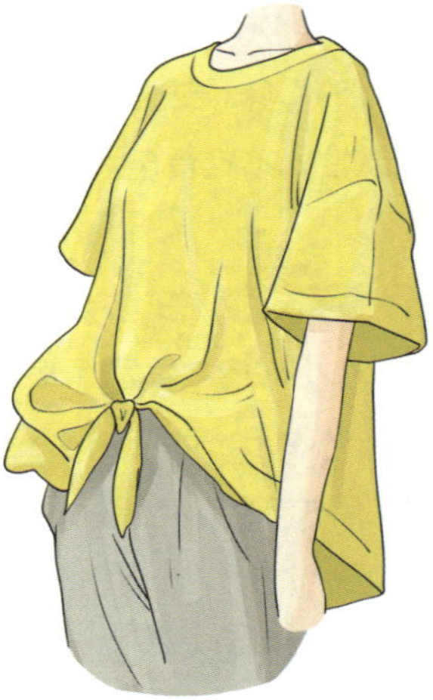

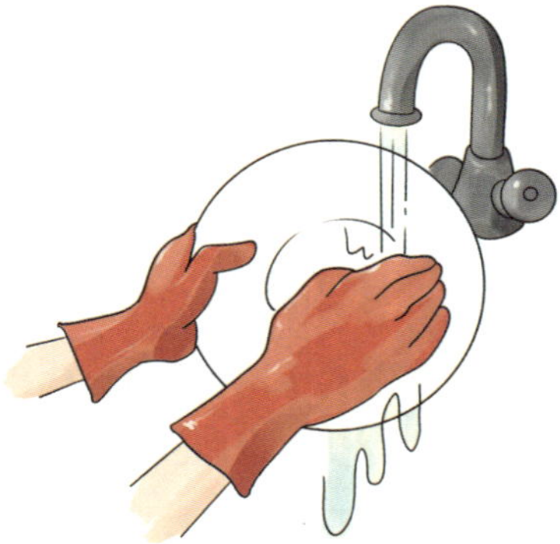

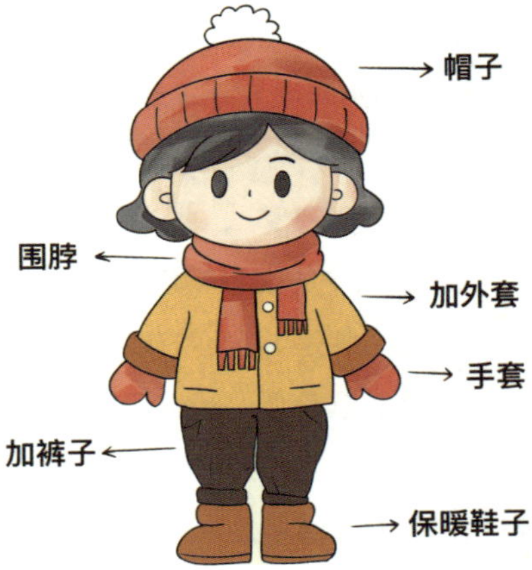

（5）避免让手臂受伤，如果手臂有伤口，应及时消毒处理，指甲不要剪得太短，毛刺不能硬拽掉，避免蚊虫叮咬，避免上肢破溃、感染。

（6）禁止在患侧手臂抽血、输液、测量血压，以免增加患侧部位充血的可能。

（7）避免上肢高温：如热水浸泡、日光暴晒、桑拿浴等。

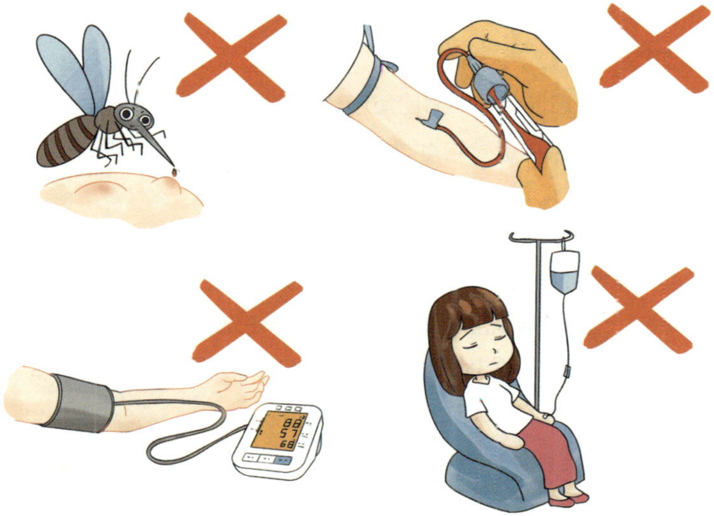

（8）避免上肢血流过高：少做高强度的上肢锻炼、避免患侧上肢长时间下垂及用力甩动上肢等。

（9）如果睡觉时仰卧，将手臂枕在枕头上适当抬高。

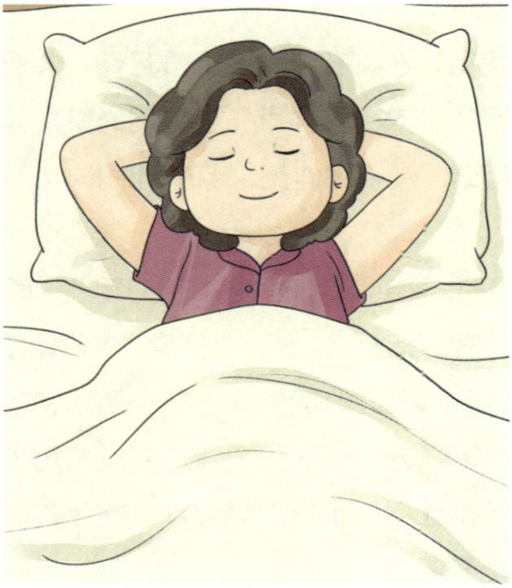

（10）当坐飞机旅行时，需穿紧身服或者低弹力绷带，不要使用无弹力的绷带且紧身服应该延伸至手部。

（11）不要在患肢手臂及肩膀使用暖宝宝或热水袋。

（12）注意控制体重，体重的增加也会增加淋巴水肿的风险。

2. 康复锻炼

康复锻炼是一件需要长期坚持的事情，对于术后并发上肢淋巴水肿的患者而言，需要系统地进行手臂功能的锻炼，包括手部、腕部、肘部的扩张、屈伸等，同时需要配合深呼吸等，促进淋巴液回流。

（1）疏通淋巴结：分别按摩锁骨上，腋窝下，腹股沟的淋巴结，疏通密集处淋巴结，每个部位 30 秒。

（2）呼吸运动：在锻炼前进行深呼吸运动，双手放于腹部感受呼吸变化，鼻子吸气，腹部隆起；嘴巴吐气，腹部下陷。

（3）肩部环转运动：双手搭于肩上或下垂，掌心向下，分别从前向后 / 从后向前做肩关节环绕 10 次。

（4）扩胸运动：双手握拳，同时做内收外展扩胸 10 ~ 15 次。

（5）肩部屈伸运动：双手臂同时上下运动，举至水平位（90°），停顿 2 秒，10 ~ 15 次。

（6）肩部内收运动：左、右分别做侧腰运动，每侧 10 ~ 15 次。

（7）肘部屈伸运动：双手臂伸直，手肘同时做屈伸运动 10 ~ 15 次。

（8）前臂旋转运动：双手臂伸直，手掌同时向内、向外旋转运动 10 ~ 15 次。

（9）腕部掌拍运动：举起双上肢，手掌同时朝前、朝后运动 10 ~ 15 次。

（10）抓握活动：举起双上肢，同时做握拳、松拳动作，活动 10 ~ 15 次。

以上康复锻炼操可以很好地锻炼肩关节，活动胸部肌肉，不过在锻炼的过程中，一定要控制好运动幅度，千万不能过度用力，要循序渐进。术后第 3 周之后可以逐步地增加手臂上举幅度。在运动的过程中，感到疼痛或不适，必须马上停下来。

16

乳腺癌术后，做一名合格的“吃货”

——乳腺癌饮食护理

我院甲乳疝外科每年都会组织 2 ~ 3 次社区义诊，小镇某居委的居民们也总会如约而至。很多人以为这样的检查，就是走走过场，没多大用处，其实不然，还真能查出问题。

61 岁的张阿姨，在义诊中发现左乳有肿块。后通过 B 超检查，发现左乳有一个 1.5 cm×1 cm 的肿块，质地较硬，边界欠清，活动度欠佳，初步推测是恶变肿块！医生将检查结果告诉张阿姨，她一听自己可能患上了乳腺癌，吓了一跳，回到家里与家人一番商讨，两天后便入院接受手术治疗。术后病理结果显示：左乳浸润性癌。换言之，张阿姨确实患上了乳腺癌。

病房里负责照护张阿姨的是责任护士小汪，确诊乳腺癌后，小汪发现张阿姨没有产生什么如临大敌的情绪，也没整天郁郁寡欢，而是全盘信任主诊医生的治疗和建议。但是细心的小汪还是发现了张阿姨的一些小细节似乎透露着异常：不管是医院订的饭菜还是家人送来的加餐，她几乎不怎么吃，起先她以为张阿姨术后胃口不好或者是医院饮食口味不习惯，但一连四五天，天天如此，这让小汪觉得有点不对劲。

于是，这天午餐时间，小汪特地到张阿姨床边和她聊了起来：“张阿姨，住院期间都还习惯吧，医院饭菜怎么样呀，为什么吃得那么少，您是不爱吃吗？”“还好吧，慢慢习惯了，我吃着呢。”张阿姨似乎不太愿意多说什么，随便搪塞了几句。小汪见家属今日又来送饭菜，连忙把家属叫到

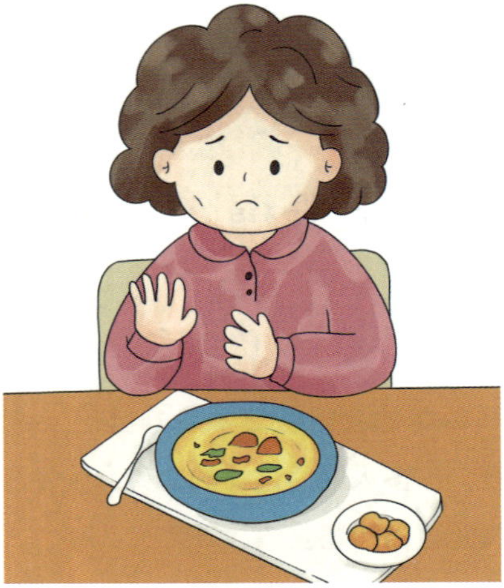

一边，忍不住问了起来：“叔叔，阿姨平时的饮食禁忌很多嘛，我看她都不怎么吃菜、喝汤啊？”“唉，小姑娘，不瞒你说，我老太婆平时家里大事小事一把抓，里里外外全靠她，我基本不操什么心。平时三餐她都安排得井井有条，家里上到我老母亲，下到小外孙，她都照顾得妥妥帖帖。平时做饭还挺讲究荤素搭配、营养均衡。可自从得了这个病，她就觉得病从口入也是原因之一，是不是和平时的饮食有关系，哪里做得不对劲了，弄得自己现在什么都不敢吃，其实我们都很担心呐，你说开了个大刀，怎么能不补充营养，生活要继续，饭总归要吃的呀，护士你说对伐？”

张阿姨的老公既无奈又着急。小汪护士总算明白了张阿姨的症结所在：“原来是这样啊，叔叔您先别担心，我来找阿姨聊聊。”

于是，这天下午小汪在帮张阿姨做中医治疗时，见阿姨在看以前的照片，四代同堂的一家子其乐融融，联想起刚才的对话，她发现一桌子的菜也格外丰盛，隔着屏幕都能看出张阿姨的用心和贤惠。于是她故意问起了张阿姨：“阿姨，你们家是个大家庭呀，好幸福啊，不过要做这一大家子的饭菜倒是要费不少工夫呢，我很好奇你们家谁做饭呐？”

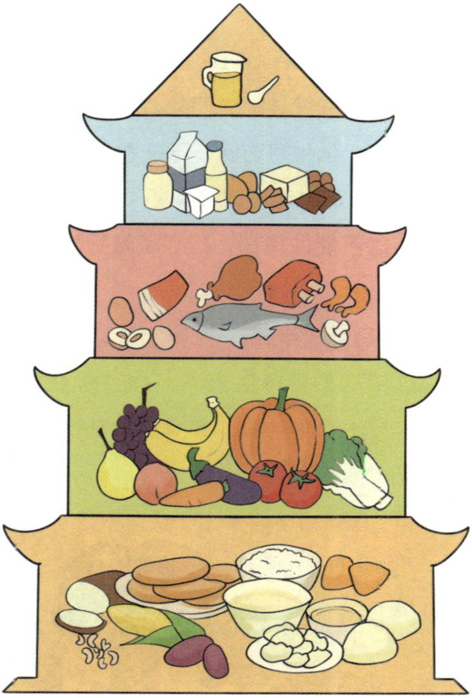

张阿姨抬起头看了看汪护士，有一点自豪："我家老头子不会做饭，能打打下手就不错了，所以我是全包呀，我们老两口也不喜欢上饭店，外面花费高，还不健康，这上有老下有小的，总归要吃得健康点的呀。"

"呦，阿姨您这手艺都赶上外面家常菜的饭店水准了啊。我妈要是有您一半的手艺，我多少也能学点不是！"小汪半开玩笑地夸起了张阿姨。

"话是这么说，可你看，我这病……我也不知道自己的饮食搭配哪里出了问题，而且我听别人说以后很多东西都不能吃，我就很迷茫，那到底是吃还是不吃？"张阿姨终于讲出了自己的担忧。在日常生活中，"吃饭"是一件再平常不过的事情，但对于乳腺癌患者来说，却并不是那么回事儿。很多乳腺癌患者在"吃"这件事上表现得小心翼翼，更有甚者过度忌口造成自身营养不良。

“阿姨，您知道吗，手术之后，对饮食保持适当的谨慎是需要的，但并不意味着患癌之后很多食物就要拒之门外。”

看到小汪认真的神情，张阿姨仿佛一下子看到了希望：“是真的吗？”

“当然是真的，首先要定时定量进食，不要暴饮暴食，偏食，要有计划地摄入营养和热量，您不能像现在，担心了就不吃，饿了就吃几口，这就不行哦。”

“其实我以前三餐还是挺规律的。”张阿姨说道。

“对呀，您还可以多吃富含维生素 A、维生素 C 的蔬菜和水果，葡萄、蓝莓、猕猴桃都能吃。像卷心菜、芹菜、蘑菇这些您平时都爱吃吗？这都是能够抑制癌细胞的食物。”

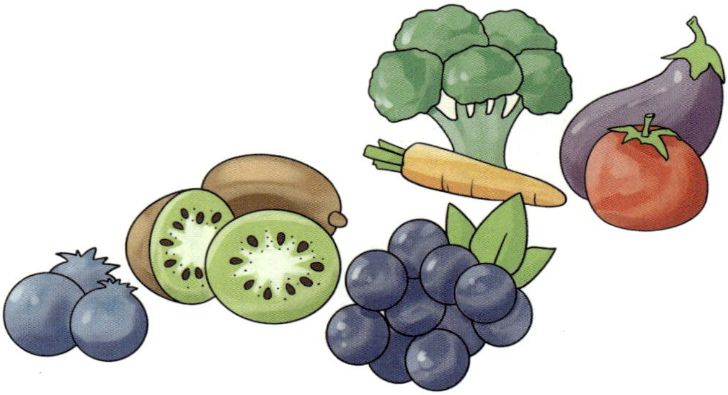

“嗯，我平时倒也爱吃的，那豆类还能吃吗？我对牛奶过敏，所以平时喝一点豆浆。”

“可以继续喝啊，豆浆不仅不会增加患癌风险，更是天然的优质蛋白质的来源。而豆浆中的植物雌激素与人体的雌激素是不一样的，植物激素在人体内与雌激素受体结合产生类似的作用，但是这个作用与人体的雌激素相比小得多。”

“哎呀，那我就不担心了。”

“另外要注意低脂肪饮食，常吃瘦肉、鸡蛋、酸奶，另外您要记得少吃腌制、烟熏、火烤，尤其烤煳烤焦，变质的食物哦。在烹饪时多用蒸、煮、炖，尽量少吃油炸、油煎食物。”

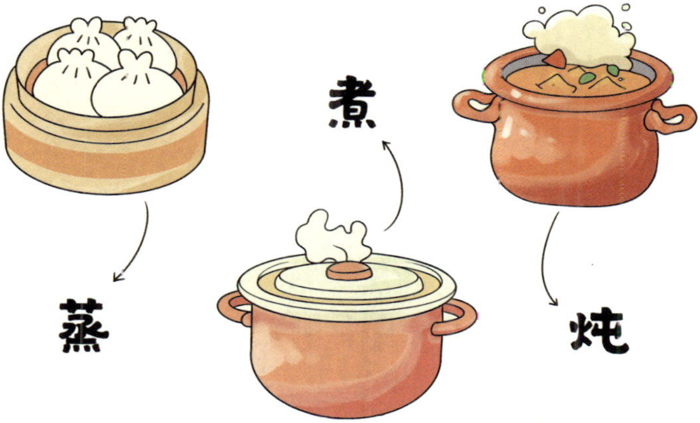

“好的，这个我会注意，以前邻居从老家带的烟熏肉什么的我还挺爱吃的，以后看来要忌口了。”

“以后您在家没事的时候可以常吃芝麻、南瓜子、西瓜子、花生类干果等。它们富含多种维生素及微量元素、纤维素、蛋白质和不饱和脂肪酸，营养价值高。”

“小汪，还有个问题啊，我以前带小外孙觉得吃力，平时就会吃点西洋参补补，以后还能继续吃吗？”

“能吃，西洋参有助于减轻患者在接受放化疗时的不良反应。西洋参中的皂苷可以有效增强中枢神经系统的功能，改善患者癌因性疲劳、失眠等症状，但不能与白萝卜一起服用哦！”

“好的好的，那我就放心了！”张阿姨长长地舒了一口气，感觉如释重负。

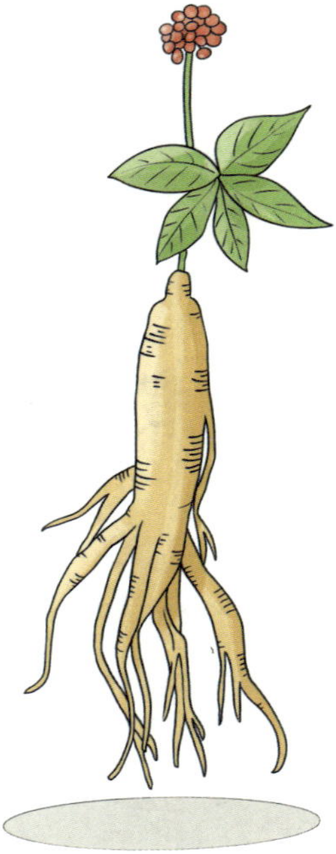

“张阿姨，总而言之，您术后的饮食需要健康而均衡，您看那些营养状态好的患者，抗肿瘤治疗的效果会更好，患者免疫力更高，肿瘤才有更低的复发转移率，患者才能达到长期生存的目的，对不对？”

“说得对，经你这样一说，算是解开了我的心结，谢谢你啦，小汪，以后我就可以放心吃了！”困扰张阿姨几天的问题终于得到了解答。

中国人讲究“民以食为天”，张阿姨以前是一名优秀的家庭主妇，经过小汪的开解，相信她以后也会成为一名合格的乳腺癌“吃货”！

17 乳腺癌术后“食”有方
——乳腺癌术后怎么吃?

清晨，阳光透过窗户，悄然洒落在市医院乳腺外科病房。王阿婆坐在床边，目光呆滞地盯着桌上那碗小米汤，一口都没喝，旋即重重地叹了口气。同病房的病友察觉到阿婆的异样，关切询问，阿婆却只是默默摇头。

正在查房的护士小李注意到这一幕，忙完手头事务，快步来到王阿婆床边，俯下身，和声细语地问道:“阿婆，我看您心情不大好，是不是碰上啥难题啦？跟我讲讲。”

王阿婆眉头拧成了个疙瘩，满脸忧虑地说:“护士啊，我刚做完乳腺癌手术，听别人说术后饮食讲究特别多，吃错了会影响恢复。可我完全不知道该咋吃。对着这小米汤，我心里就发愁，万一吃错了，病情反复，可怎么是好！”

小李微笑着，轻轻握住王阿婆的手，耐心说道:“阿婆，您别焦虑。术后饮食看似复杂，实则有章可循。接下来，我就给您详细讲讲术后该怎么吃，哪些食疗方对恢复有益，让您没有后顾之忧。”

听闻此言，王阿婆眼中闪过一丝希望，紧紧拉着小李的手，认真聆听起来。

小李见状，拍了拍阿婆的手背，和声说道:“阿婆，您别着急，接下来我就按照术后恢复的阶段，详细讲讲该怎么吃。”

术后初期怎么吃

术后刚开始，肠胃功能较弱，得选择清淡、好消化的流食。除了小米汤、稀藕粉，还能喝胡萝卜汁、菠菜汁、米汤、蛋花汤。豆腐脑质地软嫩，同样适宜食用。等肠胃慢慢适应，再循序渐进过渡到半流食。

术后恢复期吃什么

1. 蛋白质与蔬菜

恢复期身体急需营养，得摄入足够蛋白质，像瘦肉、鸡蛋就是优质蛋白来源。同时，每餐都要有蔬菜，它们能补充维生素与矿物质，维生素A、C具备抗氧化作用，有助于伤口愈合，增强机体免疫力，对身体恢复起到促进作用。但要控制脂肪摄入，太油腻的食物，比如油炸物、肥肉，要尽量少吃。

2. 定时定量，制订计划

每天定时定量吃饭，最好给自己制订一个饮食计划，保证营养和热量摄入合理。

从子午流注的角度讲，乳腺癌手术后，吃饭时间应尽量固定。辰时（7点至9点），胃经当令，此时吃早餐，消化吸收事半功倍；午时（11点至13点），心经当令，脾胃消化能力较强，适合吃午餐；酉时（17点至19点），肾经当令，安排晚餐，既能让身体更好地储存营养，又可避免给肠胃带来过大负担。

每餐别贪多，保持七八分饱。术后恢复需要营养，早餐可多吃鸡蛋这类高蛋白食物；午餐搭配瘦肉与各类蔬菜，保证营养丰富；晚餐则适量少吃。长期坚持，身体恢复得更快。

3. 多吃抗癌潜力蔬果

卷心菜、芹菜、蘑菇这类食物含有丰富营养物质，研究表明，它们含有的部分成分可能对癌细胞生长有一定抑制作用，可以常吃。

4. 多吃粗粮

玉米、豆类这类粗粮富含膳食纤维，对术后恢复很有帮助，可以把它们当作主食的一部分。

5. 远离不良食物

要少吃烟熏、火烤、煳焦的食物，这些食物可能含有致癌物。变质食物更是碰都不能碰，吃了可能加重身体负担。

6. 适当吃滋补品

人参、白木耳、红枣这类滋补品，富含多种营养物质，适量食用，能给身体补充营养，帮助术后调理身体，恢复元气。但要注意，激素受体阳性乳腺癌患者，病情会受雌激素影响。部分人参制剂可能含有类雌激素成分，盲目食用可能刺激癌细胞生长。因此，这类患者食用人参或其他滋补品前，一定要先咨询医生，按医生建议服用。

上面提到的饮食方法能助力恢复，而中医食疗凭借独特的调理理念，同样能帮助大家术后康复。下面就给大家介绍几款实用的食疗方。

营养食疗康复方

1. 果蔬汁

番茄味甘酸，富含具有抗癌功效的番茄红素，以及维生素 A、维生素 C；芦笋含有丰富的维生素、叶酸、核酸、硒，其天门冬酰胺能增强免疫力，对防治乳腺癌有益；梨对放化疗导致的阴虚干燥有滋润作用；胡萝卜同样是抗癌佳品。

制作方法：准备番茄 200 克、芦笋 100 克、梨 1 个、胡萝卜 1 根。将番茄洗净，用开水烫一下，去皮后切成小块；芦笋洗净切段；梨洗净去核切块；胡萝卜洗净去皮切块。把上述食材放入榨汁机，加适量饮用水，搅打 2 ~ 3 分钟，过滤残渣后即可饮用。此果蔬汁建议现榨现喝，以免营养成分流失。乳腺癌术后患者，适当饮用果蔬汁，能补充营养，促进恢复。

从口味上来说，这几种食材搭配在一起，口味比较独特。番茄的酸甜、芦笋的清香、梨的清甜和胡萝卜的淡淡甜味混合，整体口感较为丰富。不过，每个人的口味偏好不同，有的患者可能喜欢这种混合口味，有的患者可能觉得不太习惯。如果不喜欢这种混合口味，也可以分开制作，比如单独制作番茄汁、芦笋汁、梨汁或胡萝卜汁，这样能根据个人口味选择饮用。

2. 黄芪枸杞炖乳鸽

材料准备：黄芪 30 克、枸杞 15 克、乳鸽 1 只、生姜 3 片、葱段适量，料酒、盐少许。

制作方法：乳鸽处理干净后，在沸水中焯去血水；将黄芪、枸杞洗净，和乳鸽、生姜、葱段一起放入炖盅，加入适量清水，滴入少许料酒。小火慢炖 2 小时，出锅前加盐调味。

功效作用：黄芪能补气升阳、固表止汗，帮助身体恢复元气，提高免疫力；枸杞可滋补肝肾；乳鸽富含优质蛋白，对术后伤口愈合大有裨益。适用于乳腺癌术后身体虚弱、神疲乏力的患者，帮助他们尽快恢复体力，增强身体抵抗力。

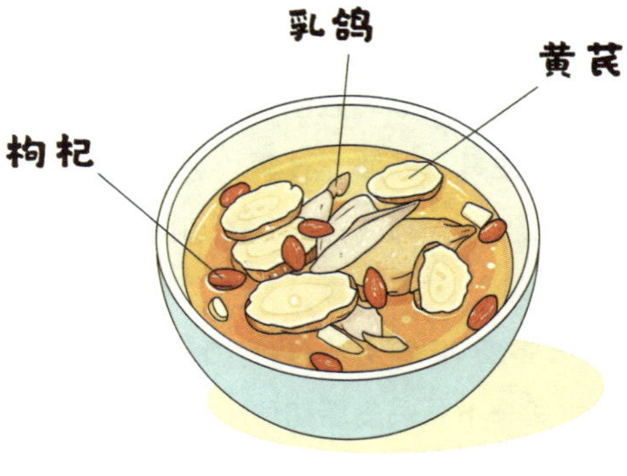

3. 薏仁莲子粥

材料准备：薏苡仁 30 克、莲子 20 克、粳米 100 克，冰糖适量。

制作方法：薏苡仁、莲子提前用清水浸泡 2 ~ 3 小时，粳米淘洗干净。将三者一同放入锅中，加入适量清水，大火煮开后转小火熬煮至粥熟，放入适量冰糖调味。

功效作用：薏苡仁是药食两用的佳品，具有利水渗湿、健脾止泻、解毒散结的功效，对预防癌细胞转移有一定作用；莲子能补脾止泻、益肾涩精、养心安神。这款粥可以改善患者术后脾胃功能，减轻放化疗带来的胃肠道不适，同时还能舒缓情绪，促进睡眠，适合乳腺癌术后脾胃虚弱、睡眠质量差的患者。

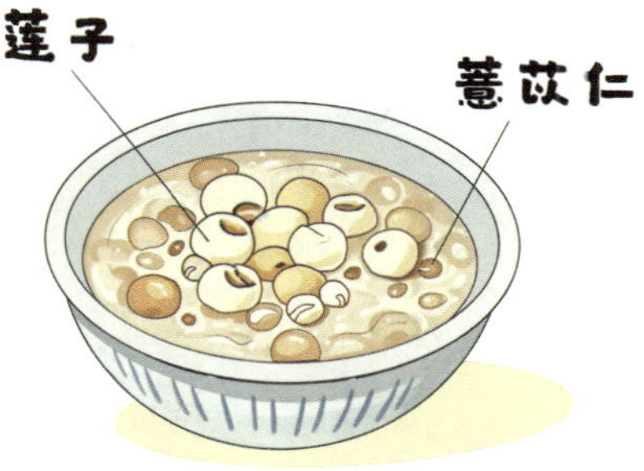

4. 大枣龙眼枸杞粥

大枣龙眼枸杞粥具有健脾补肾、填髓生血的功效，适合化疗后患者。制作方法是将大枣 10 枚、龙眼肉 15 克、枸杞子 15 克、薏苡仁 100 克、冰糖 10 克以及适量淘好的米，加入清水熬煮。

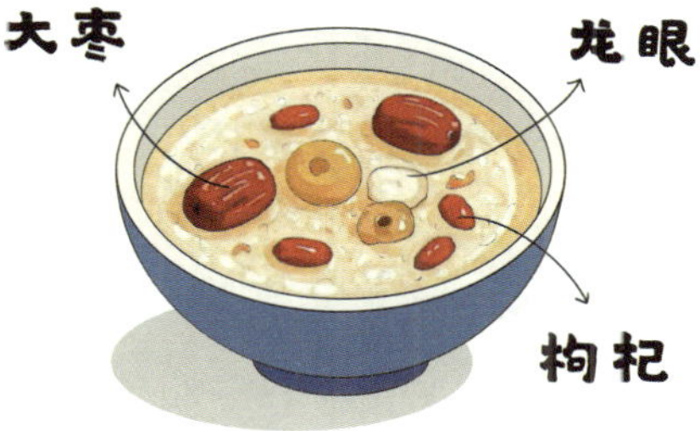

5. 龙眼猪骨乌龟汤

适合手术后身体虚弱的癌症患者，制作方法是把龙眼肉 50 克洗净，猪脊骨连肉带髓 250 克剁碎，洗净的乌龟肉 500 克切块，加适量清水，大火烧开后小火炖煮，直至肉质酥烂，放盐调味食用。

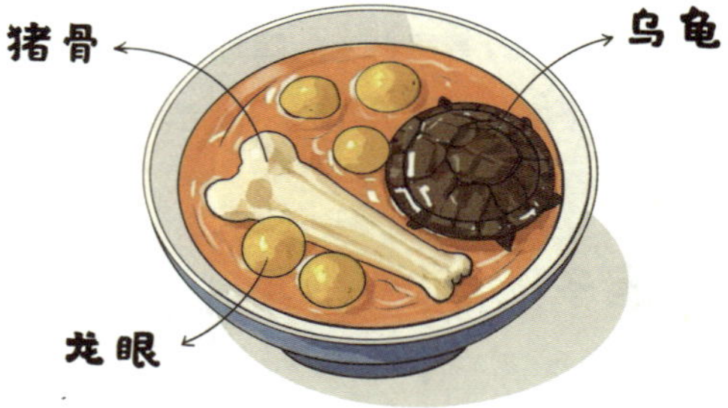

6. 滋阴健脾粥

滋阴健脾粥可缓解化疗期间食欲不振、口干、乏力等症状。制作方法是桂圆 20 克、莲子 20 克、山药 50 克、薏苡仁 50 克、粳米适量，加水熬煮。

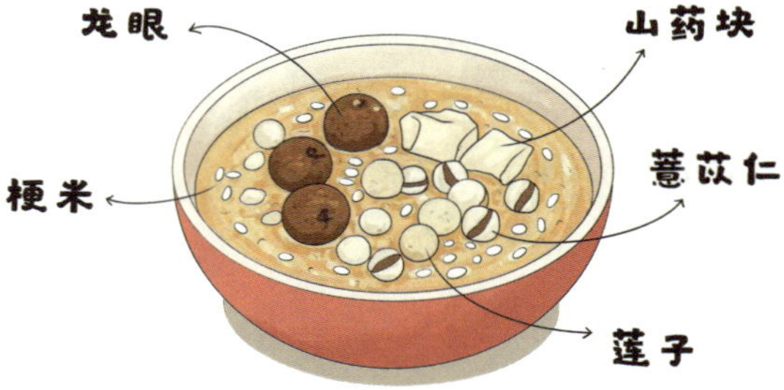

18

骨质疏松：乳腺癌的“隐形助攻”？

王阿姨今年 62 岁，是一位退休教师。两年前，她在体检时被诊断出乳腺癌，经过手术和化疗，病情得到了有效控制。最近，她因腰背疼痛再次入院，骨密度检查显示她患有骨质疏松。

在我进行晨间护理时，王阿姨拉住我的手，有些焦虑地问道：“小白护士，昨天隔壁床的张姐说骨质疏松的人更容易发生乳腺癌转移。我这两天查手机，越看越心慌……”

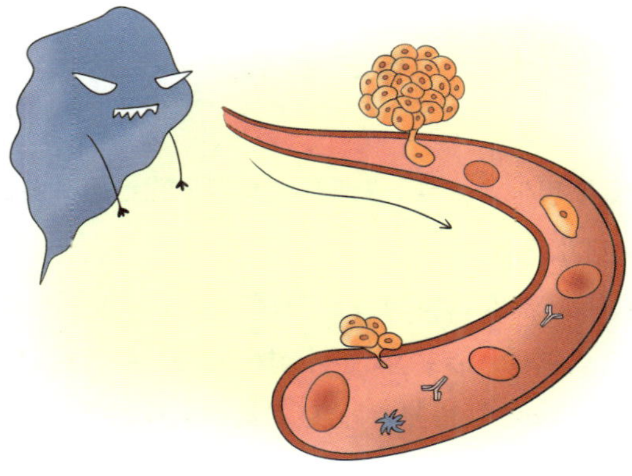

我轻轻点点头，耐心解释道：“王阿姨，您的担心我能理解。确实，骨质疏松与乳腺癌转移之间存在一定关联。骨质疏松会导致骨密度下降，骨骼变得脆弱，而乳腺癌细胞可能会趁机‘入侵’这些脆弱的骨骼，导致骨转移。”

王阿姨皱起眉头：“那骨质疏松是怎么‘帮助’癌细胞转移的呢？”

我继续解释：“首先，骨质疏松会导致骨骼微环境的改变。骨骼中的钙质流失，骨密度下降，骨骼变得脆弱。这种脆弱的骨骼环境为乳腺癌细胞的‘入侵’提供了便利条件。其次，骨质疏松会引发骨骼中的炎症反应，释放出一些炎症因子。这些炎症因子不仅会加速骨质流失，还可能促进乳腺癌细胞的生长和扩散。”

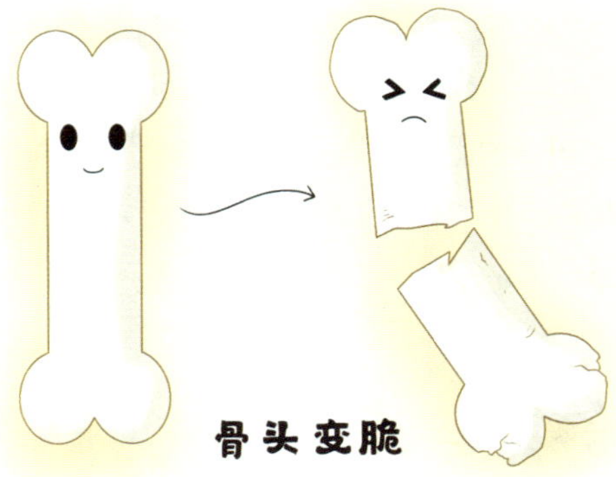

王阿姨若有所思地点点头：“那雌激素呢？我绝经后雌激素水平下降了，这是不是也有影响？”

我回答道：“雌激素本身对骨骼有保护作用，绝经后雌激素水平下降，就像撤掉了骨骼的‘保护伞’。不过别担心，我们可以通过补充钙和维生素 D 来增强骨骼的‘防御力’。就像给骨骼安装了一扇坚固的‘防盗门’。”

王阿姨疑惑道：“光吃钙片够吗？要不要多喝骨头汤？”

我摆摆手，解释道：“骨头汤的补钙效果其实并不理想，喝 20 碗骨头汤才相当于一片钙片的钙量。相比之下，晒太阳更重要。皮肤接触阳光后会自动产生维生素 D，促进钙的吸收。您每天在窗边晒半小时太阳就行。”

王阿姨看向窗边："但我现在连床都下不了，怎么去窗边晒太阳？"

"您看这样行不行？"我走到窗边，调整病床方向，"我把床头调转45°，这样不用下床，阳光就能照到您的手臂。"我又拿来反光板，架在窗台上："再用这个把阳光折射到床边，躺着也能晒到后背。"

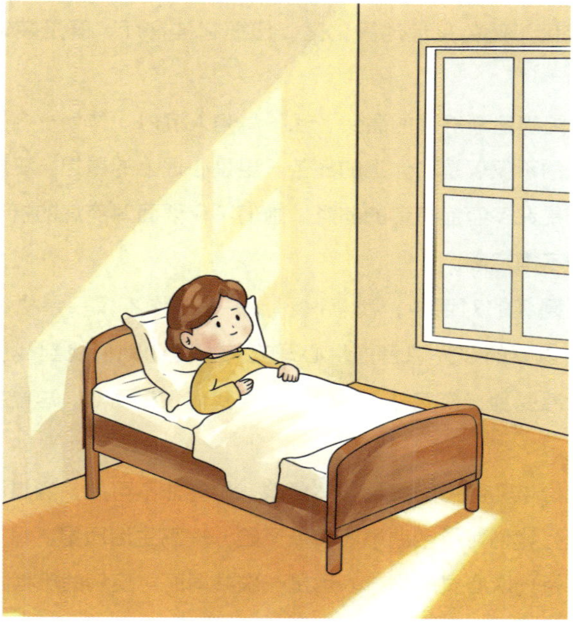

王阿姨抬起手臂试了试光线："这样倒是方便。那锻炼怎么办？我现在翻身都费劲。"

"咱们分阶段来。"我指着她露在阳光下的脚，"先做脚部运动——脚尖向上勾5秒再放松，每天30次，既能锻炼肌肉，又能促进钙的吸收。等体力恢复些，我扶您坐起来晒晒肩膀。"

王阿姨试着活动脚踝："这个倒是能做。晒太阳时动动脚，算不算双倍效果？"

“您说到点子上了！”我翻开护理手册，“最新研究表明，晒太阳时配合轻度运动，补钙效果能提升 40%。等治疗结束，咱们去康复花园，边晒太阳边做操，把之前缺的都补回来。”

王阿姨感慨道：“原来晒太阳有这么大的用处！”

我笑道：“等您出院那天，我再送您个礼物，一个骨骼模型，红色标注补钙重点区，蓝色是运动强化区。您把它挂客厅，既是装饰又是健康提醒。”

看着王阿姨逐渐舒展的眉头，我不禁陷入沉思。作为一名护士，我深知疾病带来的不仅仅是身体上的痛苦，更是心理上的重担。王阿姨的担忧和恐惧，正是许多癌症患者的缩影。她们不仅要面对疾病的折磨，还要承受对未来的不确定感。

在与王阿姨的对话中，我意识到，护理工作不仅仅是执行医嘱和监测病情，更重要的是为患者提供心理支持，帮助她们找到战胜疾病的力量。让患者感受到，疾病并不可怕，只要我们积极面对，总能找到应对的方法。

骨质疏松与乳腺癌的关系虽然复杂，但并非不可控。通过科学的护理和健康管理，我们可以帮助患者降低风险，提高生活质量。每一次与患者的对话，都是一次心灵的交流，也是一次共同面对疾病的旅程。

19

重拾信心的李阿姨

——乳腺癌术后上肢淋巴水肿护理

四年前，李阿姨左侧乳腺查出乳腺癌，手术和化疗都比较顺利。可如今她的右手臂肿得生活无法自理，儿子陪她来到乳腺淋巴水肿护理门诊就诊。我详细询问病史后，对她进行了双侧肢体测量评估，确定为乳腺癌术后上肢淋巴水肿。

在测量过程中，李阿姨忧心忡忡，不停地叹气。

我试探性地与她沟通："阿姨，才见您一会，您就叹了十几下气，可以和我说说发生了什么问题吗？看我能不能帮您想办法解决呢？"

李阿姨："姑娘啊，我自己的身体我知道，你跟我儿子说说，不治了。"

"阿姨，您的全身情况还可以，为什么要放弃治疗呢？"

"我很早就发现右手臂肿胀发麻了，但活动能力没受到什么影响，就没有放在心上，后来肿胀发麻的感觉没有减轻，反而越来越重，手也越来越粗。我们村有个人得了和我一样的病，她手臂变粗后没多久人就走了。想当初，好不容易扛过了手术和化疗的痛苦，结果……唉！你说我怎么这么倒霉呢！"李阿姨哽咽地说道。

我赶紧安慰道："阿姨，您别着急，您的病情我已经了解了，手术和化疗也很及时很成功。您的手肿，是因为手术和化疗等一些原因破坏了腋窝淋巴管及淋巴结，导致淋巴循环不通畅，所以手臂才会肿胀。您现在这个症状叫淋巴水肿，是乳腺癌手术后常见的一种并发症，是可以治疗的，治疗对您的身体也不会造成伤害。"

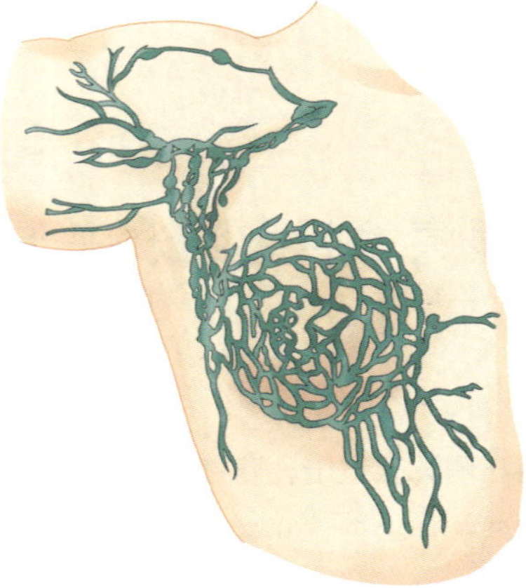

“能治？那我的手臂就不会这样肿胀了？真的吗？”李阿姨的语气显然带有惊喜。

我：“您不要过分担心，肯定能治好的，请相信我们。”

李阿姨：“唉！我现在都六十多了，也不在乎能活多久，能多活一天是一天，就想活得舒服些，有尊严地活着，所以夏天我都穿长袖遮住手臂。”

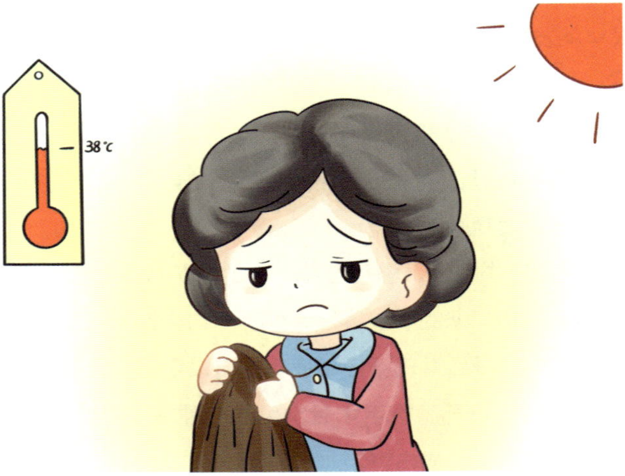

我："阿姨，您这个思想得改啊！每个人的情况都不一样，很多问题都是越早治疗效果越好，不能拖。请您放心，既然已经来医院了，就应该相信医护人员，我们会尽全力帮您治疗康复。有很多患者刚来的时候胳膊比您肿得还厉害，经过康复治疗，现在都恢复得生活基本能自理了。我们可以采用保守治疗，方法有很多，比如局部按摩、功能锻炼、弹力绷带加压治疗等。"

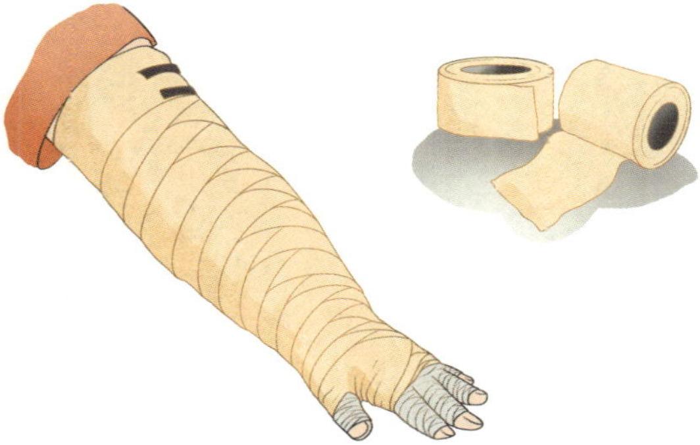

紧接着，我告诉了李阿姨物理治疗的方法。乳腺癌手术后淋巴水肿是因为手术导致淋巴液回流受到阻碍，最常用的方法是局部按摩，是目前最安全最有效的方式。通过专业的手法在局部进行按摩，可以使一部分淋巴液流回到身体内，从而缓解手臂肿胀的情况，这个过程是没有痛苦的。李阿姨听得很认真，并表示之后自己会及时关注手臂情况。

转眼间，半年过去了，李阿姨再次来到乳腺淋巴水肿护理门诊，穿着漂亮的裙子，两只手臂也露在外面，水肿明显减轻了许多，基本看不出什么异样，精神状态比当初刚来门诊的时候好多了，她开心地举起自己的手臂跟我说："姑娘，你快看！我的手肿好多了，而且现在也不胀，不难受了，太感谢你了。"

在临床护理工作中，李阿姨的故事绝非个例。希望通过李阿姨的事例，鼓励更多的乳腺癌淋巴水肿患者积极治疗，永不言弃。护理工作的伟大，恰在于平凡中孕育非凡。“有时是治愈，常常是帮助，总是去安慰”。正如这句医学箴言所言，希望通过我们的专业知识，能够让更多迷失在求医路上或想要放弃的患者得到帮助。

20 拿什么来拯救你？我失去的乳房
——义乳的选择

牛阿姨人长得漂亮，是老年时装模特队的一分子，喜欢一些时尚的衣服，生病之前，牛阿姨过着有滋有味的退休生活，可谓是人人羡慕的对象。可是很不幸，在三年前的一次例行体检中，她发现自己患有乳腺癌，她整个人都被“乳腺癌”这三个字的诊断吓傻了。在女儿的陪同下，她到上海市第七人民医院做好相关检查，之后在全麻下行左侧乳腺癌改良根治术。幸运的是，牛阿姨术后恢复得挺好。但是，因为采取的是根治手术，牛阿姨彻底失去了她的左乳，左侧的伤疤让她久久不能释怀，这条长长的伤疤，歪歪扭扭好像一条长长的虫子，深入她的心里，时刻提醒着她自己不再是完整的自己。牛阿姨在穿衣服时也十分难过，她穿起衣服来，一侧是平的，一侧是鼓的，看起来很奇怪，平时走在路上，自己也觉得奇怪。于是她开动自己的脑筋，想自己做个义乳，这样既可以节约点钱，也可以修饰自己的外形。

她第一次尝试做义乳，就选择的棉花义乳，棉花柔软又舒服，她想应该没有问题，对于自己做的棉花义乳她十分满意，她在心里默默表扬了自己一番，夸自己又聪明又伶俐，可以花很少的钱解决这么大的问题。可是稍后发生的事情彻底打脸了，牛阿姨在乘公交车时，因为没有座位，她需要抬高胳膊拉住车上的把手，忽然，她发现周边的人都用异样的眼光看她，她也随着众人目光看去，发现自己的棉花义乳已经上去了，自己乳房一个在上一个在下，她忽然觉得脸一红，恨不得马上下车，这次经历也给了她一个制作义乳的经验，就是义乳要有重量，不能轻飘飘的，否则容易闹笑话。

她下定决心，要重新制作一个合适的义乳，考虑周全，不再出现棉花义乳的问题。对此，她翻阅了很多书籍，认真地研究了一番，试图寻找到最适合自己的那一款。终于，功夫不负有心人，她发现绿豆有按摩的作用，还有一点重量不至于轻飘飘的，于是她去菜市场买了一些绿豆，自己做了布袋子，把绿豆装起来，拿出自己做裁缝的看家本领，做了一个绿豆义乳，并且在绿豆义乳内层，贴身体的部位用棉花打底，可以更加贴合皮肤，牛阿姨自己很满意，她发现戴着的感觉也还可以。可是戴着戴着就夏天了，牛阿姨发现绿豆义乳好像长大了，感觉比之前鼓了不少，后面她拆开才发现绿豆义乳发芽了。究其原因，竟然是夏天来了，绿豆义乳贴身吸汗，唤醒了绿豆沉睡的基因，她很想笑也很无奈，绿豆义乳只能就此作罢了。牛阿姨很疑惑，她不知道选择什么样的义乳，才适合自己，让自己佩戴着舒服。

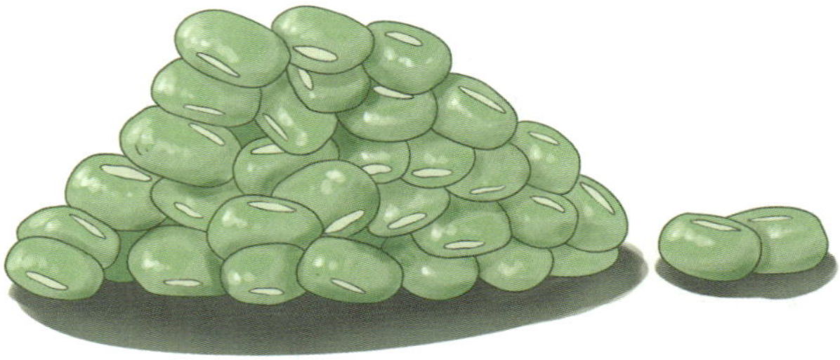

后来，牛阿姨来到乳腺专病门诊咨询，希望护士给出专业指导和建议，选择合适的义乳及佩戴方法。听了牛阿姨诉说，我们深刻理解她的苦恼。并且耐心给出了建议和解释：义乳目前分为两种，一种是插袋式义乳，另外一种是贴身义乳。插袋式义乳可以插入胸罩中，安全性较高且不容易滑落，同时方便清洗。贴身义乳是黏性硅胶材质的，粘贴在胸壁上可以分摊受力，更加真实，这种义乳适合保留胸大肌和胸小肌的女性，但是价格偏高。针对牛阿姨这种情况，我们推荐第一种插袋式义乳。

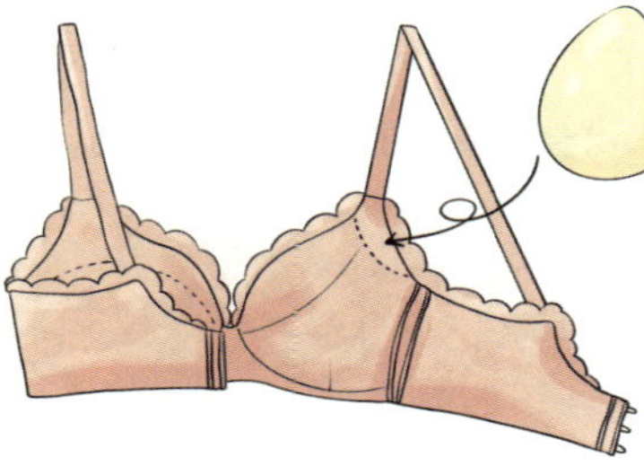

对于义乳的选择，要看产品资质，文胸尽量选择一些大品牌的，这些产品的质量是更有保障的。另外，选择义乳要看义乳的触感，选择轻柔的、回弹性好的、垂感好的义乳，同时应该切实佩戴，充分感受义乳上身效果。最终，在我们的帮忙下，牛阿姨选到了合适的义乳。

牛阿姨十分开心，说道：“我终于找到了合适佩戴的义乳了。”

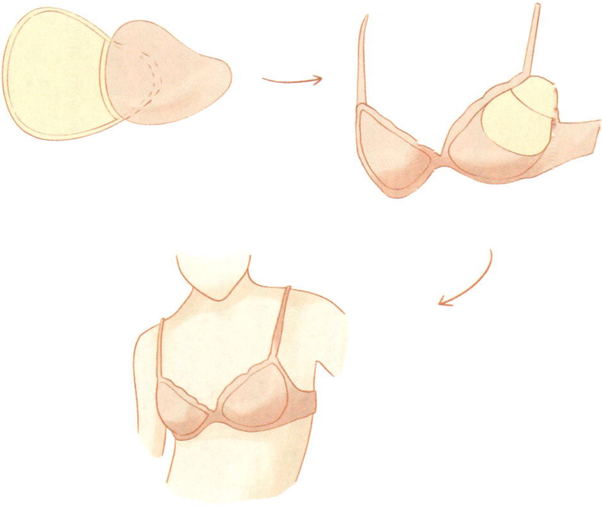

我们为牛阿姨感到高兴的同时，也不忘叮嘱牛阿姨佩戴义乳的注意事项，告诉她平时佩戴时要避免尖锐的物件刺破义乳，在生活中不能用力挤压或揉搓义乳，防止变形。对于义乳的清洗，要使用温和的肥皂水或中性沐浴露清洗，再使用清水冲洗干净后自然晾干，不可烘干或暴晒。牛阿姨听后连连点头，说道：“真心感谢你们，我会照着你们的要求去做的。”

21 中医疏肝，点亮抗癌心光
——乳腺癌情志护理

我见到陆阿姨的第一眼就认出了她。

十多分钟前，她在分诊台咨询时我正好路过，苗条婀娜的身形，温柔亲切的谈吐给我留下了深刻的印象。

“您没有家属陪同吗？”主治医生见她独自就诊不禁问道。

“没有，我未婚，父母也已经不在了，治疗的事宜您和我本人沟通就可以。”陆阿姨轻轻回答。

突如其来的“噩耗”

在和陆阿姨的沟通中，我发现她其实没有表面看起来那么平静。1 周前，她在进行常规体检时乳腺彩超显示右乳有一个肿块，根据肿块性质，考虑乳腺癌可能。体检医生建议她立刻前往专业医院进行进一步检查。陆阿姨说，当时听到这个消息无异于晴天霹雳，因为自己未婚长期独居，父母也早已不在，如果检查结果不好需要入院治疗，身边一时间很难找到合适的人来照顾自己。纠结再三，出于对身体健康的慎重考虑，她来到上海市第七人民医院乳腺专科进行最终诊断和手术。

说到这里，陆阿姨十分紧张不安地看着医生，问道：“医生，我的情况是不是很严重？我很注重生活习惯和情绪管理，为什么我会得这个病呢？”此时的陆阿姨满心焦虑，但对于乳腺癌的发生和乳腺检查的意义其实一知半解，认为一定是生活习惯不健康或者长期郁结在心的女性才会患上乳腺癌。但实际上，乳腺癌的诱发因素可能是遗传，可能是雌激素、孕激素，也可能是基因突变，又或者是多种因素共同作用的结果。

让患者的天空“亮”起来

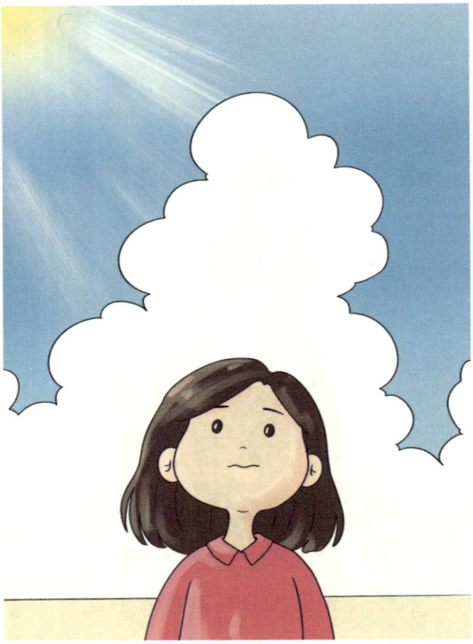

陆阿姨经过一系列检查，结果显示：右乳中央区 5 厘米皮下肿块，边界不清晰，有压痛、红肿明确、伴感染。因病情严重，需尽快手术，进行右侧乳腺切除。

得到这个消息的陆阿姨捏着手术同意书泣不成声，一时间完全无法接受这个现实，一个劲儿地问我：“小徐，真的没有别的办法了吗？切除右乳后，我再也不是一个完整的女人了。”因为没有家属在旁，陆阿姨的焦虑不仅来源于病情本身，更来源于对未知的恐惧和对手术预后的担忧。在术前几天，她不断地重复问我、问医生早已问过多次的问题，眉头时刻紧皱着，嘴里念念有词不停地自言自语“这可怎么办，怎么办……”那几天，每次给她订的饭大多只吃了几口就放着不动了。

乳腺癌手术对女性第二性器官的完整性会造成不同程度的破坏，术后体形改变、生存价值的担忧及可能复发的威胁让许多乳腺癌患者出现了一系列心理问题，很大程度上影响康复。更令人难过的是，陆阿姨的经济条件并不是很好，所以并没有选择术后佩戴义乳，这就意味着她出院后除了要面对术后恢复，还要花很长时间适应别人可能会投来的异样目光，心理压力可想而知。

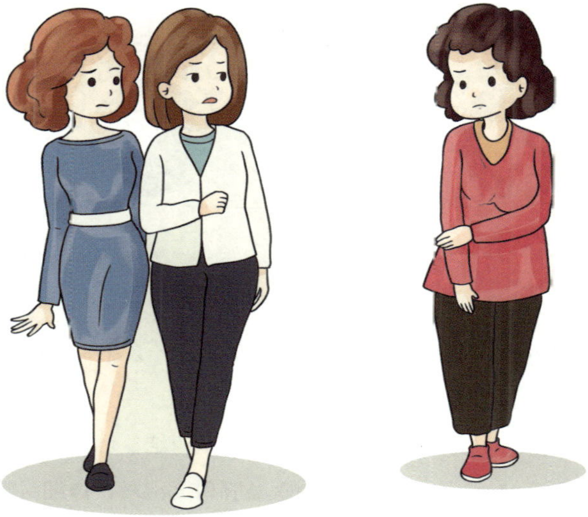

“阿姨，我们都是女人，如果能够保全乳房医生一定不会建议您切除的，但现在的情况确实是不得已。您说，是身体上的一个器官重要，还是咱们整个生命更重要呢？”说到这里，我拿出手机中准备好的一位患者和我的聊天记录给她看（在此之前我征得了那位患者的同意）。

“您看，这是前年我们科室的一位患者，是位大学教授，既有气质又有文化。她当时知道自己得了癌症后甚至说不想活了，但经过两年的恢复，您看她给我发的照片，她还能出去自驾游，又回到了大学的讲台。”说着我把照片一张张翻给她看。

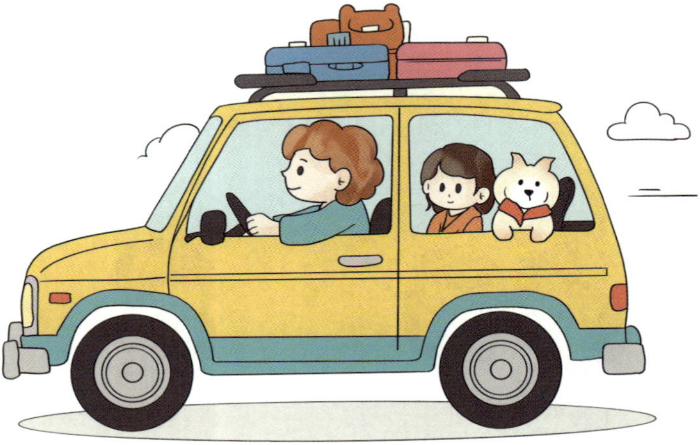

陆阿姨沉默了好一会儿，盯着照片，问我：“真的可以吗？我能恢复得和以前一样吗？”

我握住她的手，轻声说：“只要有信念，没什么不可能的。但是您要答应我，咱们要勇敢哦！”

接下来这两天，我察觉到陆阿姨内心满是纠结，手术相关问题问了一遍又一遍。我深知她的焦虑，便从中医疏肝角度出发，详细跟她讲情绪的重要性，以及如何把情绪稳住，帮助疾病康复！

中医疏肝有方法

“陆阿姨，我特别理解您现在的心情，手术的事儿确实让人揪心，可情绪对病情的影响真的很大。中医讲，情绪波动大，肝气就容易郁结，这对恢复不利。不过您别担心，接下来我就跟您讲讲中医里疏肝解郁的好办法，让您顺顺气、宽宽心。”

中医认为，人体是一个紧密相连的整体，各个脏腑、经络相互协作，共同维持着身体的健康。而乳腺癌的发生，和我们的情绪、心理状态息息相关。阿姨，您回想一下，平时要是心里不痛快，爱生闷气，是不是就感觉胸口堵得慌？这其实就是肝气不顺畅了。中医讲“肝主疏泄”，肝就像一个“管道疏通工”，负责让身体里的气、血、津液等物质顺畅运行。可要是长期情志不畅，焦虑、抑郁、生气等不良情绪缠身，肝气就容易郁结，好比河道堵塞，各种问题也就接踵而至，其中就可能包括乳腺癌。

长期的肝气郁结，会导致身体的气血运行受阻，脏腑功能失调。气血不畅，就容易产生瘀血、痰浊，这些东西在乳房处积聚，就可能引发乳腺癌。所以，调理好情志，让肝气顺畅，对乳腺癌的治疗和康复十分关键。

既然调理情志、顺畅肝气对乳腺癌治疗与康复如此关键，那接下来就为您分享几种简单且行之有效的中医调理方法，从穴位按摩，到角音疗愈，再到日常的深呼吸与冥想，帮您由内而外舒缓身心。

1. 穴位按摩开启身心舒畅之门

期门穴：肝脏的“情绪开关”。期门穴是肝经的募穴，位置在胸部，第 6 肋间隙，前正中线旁开 4 寸，差不多在乳头往下一点。阿姨您把双手搓热，用大拇指指腹轻轻放在期门穴上，稍用力按压，能感觉到微微酸胀就对啦。每次按 3 ～ 5 分钟，每天早晚各一次，就像给肝脏的“情绪开关”做保养，让它正常工作，排出身体里的闷气。

章门穴：疏肝健脾的“小能手”。章门穴在侧腹部，第 11 肋游离端的下际。它是脾的募穴，也是八会穴之一的脏会，作用很大。用手指指腹点按章门穴，力度适中，每次按 3 分钟左右，每天坚持，就像给身体的“小发动机”加油，让它动力十足。

膻中穴：宽胸理气的“心灵钥匙”。膻中穴很好找，在胸部正中间，两个乳头连线的中点。它是人体的气会，像交通枢纽一样，梳理身体里的气。您要是感觉心里烦闷、憋得慌，就用食指和中指并拢，轻轻按揉膻中穴，每次 2 ~ 3 分钟，多按几次也没问题。按完后，胸口会开阔许多，心情也舒畅了，就像找到了打开心灵枷锁的钥匙。

2. 角音疗愈：奏响疏肝的乐章

在中医的五音疗法里，角音与肝脏和怒这种情绪相对应。阿姨，您生病这段时间，是不是容易生气、烦躁，心里憋闷？这时候，多听听角音的音乐就对啦。

角音的旋律悠扬、舒畅，充满生机与活力，就像春天破土而出的新芽。比如《胡笳十八拍》《江南好》《姑苏行》，这些曲子都是角调式音乐，曲调舒缓、悠扬，带着淡淡的忧伤，却能让人在聆听中慢慢释放内心的压抑。您听的时候，闭上眼睛，想象自己在广阔的森林里，春风拂面，树木摇曳，肝气也随着这美妙的旋律慢慢顺畅起来。

每天听 30 ~ 60 分钟，坚持一段时间，您会发现自己情绪没那么容易激动，心情更平和。角音能促进肝气疏泄，调节情志，改善不良情绪，让心情平复，促进身体气血正常运行。同时，它还能调节肝胆功能，维持身体整体平衡，帮助您在心理和身体上更好地应对疾病。而且，角音疗法操作简便，您在闲暇、休息或日常活动时都能听，是便捷又无副作用的中医辅助治疗方法。

3. 深呼吸与冥想：给心灵放个假

找个安静、舒服的地方，坐或躺都行。先慢慢吸气，让空气充满腹部，肚子像气球一样鼓起来，再缓缓呼气，把气都吐出去，重复 5 ~ 10 分钟。呼吸时，把注意力集中在呼吸上，什么都别想，让大脑放松。

冥想也简单，闭上眼睛，想象自己在宁静的海边或开满鲜花的花园，感受美好，沉浸在放松的状态。每天花 15 ~ 20 分钟做深呼吸和冥想，给心灵放假，缓解压力和焦虑，让肝气更顺畅。

阿姨，您就把听角音音乐当作每天的“心灵小保养”，再配合穴位按摩和深呼吸、冥想，从身心两方面一起努力，一定能更好地应对乳腺癌，早日恢复健康。

在之后的日子里，陆阿姨坚持穴位按摩，常听角调音乐，通过中医疏肝之法，她紧锁的眉头渐渐舒展，情绪平稳了许多。1 周后，在一个阳光明媚的下午，做好充分身心准备的陆阿姨接受了右乳改良根治手术，手术十分成功。

双向奔赴：照亮抗癌之路

术后恢复的过程里，作为陆阿姨的床位护士，我心里满是牵挂。她没有家属陪伴在侧，科室里的同事们都对她格外关照，大家也更加留意她的心理状态。刚做完手术，身体的疼痛和心理的压力交织，陆阿姨的情绪像坐过山车一样，起起伏伏。我明白，除了身体上的护理，帮她调整心态、改变生活方式同样关键。

“阿姨，咱不跟别人比，就和自己较劲儿，别老想着失去的，多看看还拥有的。中午想吃啥，我给您订！”我总是这样耐心地开导她。日子一天天过去，慢慢地，陆阿姨的心情好转了起来，甚至还能拿我打趣，说每天早晨查房，不用看，光听声音就知道是我来了。护士的状态真的会影响患者术后心情，谁不希望每天面对的是一张带着笑意、充满温暖的脸呢？

可术后恢复并非一帆风顺，陆阿姨时常被一些不适困扰，胃口也不好。这时候，中医里的健脾灸就有用武之地了。健脾灸对调理脾胃、增强身体抵抗力很有帮助。我找了个合适的时机，坐在陆阿姨床边，耐心地跟她解释：“阿姨，中医认为脾胃是后天之本，咱们手术后身体虚弱，脾胃功能也受影响，通过健脾灸能让脾胃重新‘活’起来，帮您恢复得更快。”

我详细向陆阿姨介绍了中脘穴和丰隆穴。中脘穴在上腹部，前正中线上，当脐中上 4 寸，它可是胃的募穴，艾灸它能温中健脾、和胃降逆。丰隆穴在小腿前外侧，当外踝尖上 8 寸，条口外，距胫骨前缘二横指，作为足阳明胃经的络穴，艾灸它能化痰祛湿、健脾和胃。

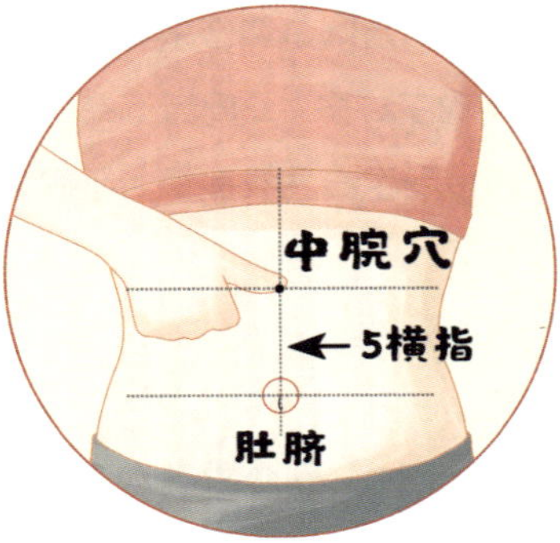

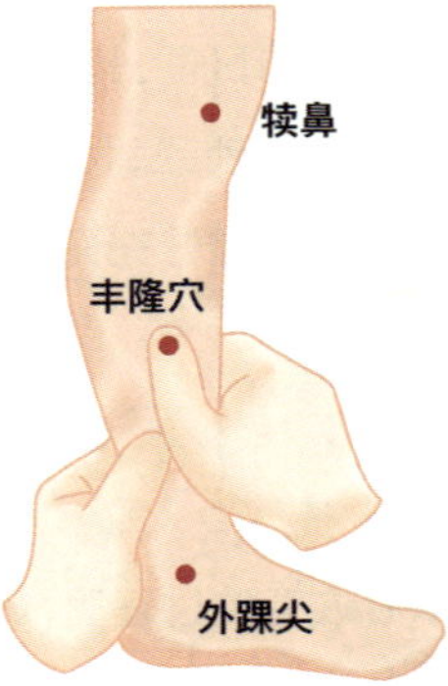

第一次给陆阿姨进行艾灸时，我格外小心。我先把艾条点燃，让它燃烧一会儿，等温度适宜了，再慢慢靠近中脘穴，保持 2 ~ 3 厘米的距离。“阿姨，您感觉怎么样？要是烫了，您可一定要说。”我时刻留意着陆阿姨的表情和感受。陆阿姨微微闭上眼睛，轻轻点了点头：“不烫，暖暖的，还挺舒服。”就这样，每次艾灸 15 ~ 20 分钟，每周坚持 3 ~ 4 次。

在艾灸的同时，我还教陆阿姨一些简单的饮食调理方法，让她多吃小米粥、山药等健脾的食物。两周过去，效果逐渐显现，陆阿姨的气色越来越好，脸上的笑容也越来越多。她真切地感受到，身体在慢慢变好，每一点变化都给了她继续坚持的力量。

看着陆阿姨的身体在艾灸与饮食调理的双重作用下逐渐好转，我们由衷地感到欣慰。在这段时间里，我们见证了她身体的积极变化，也更深刻地意识到，对于患者而言，生理上的康复固然重要，心理上的关怀同样不可或缺。

作为医护工作者，我们在治病救人时，更要关注患者的心理健康，尤其是像陆阿姨这样独自就诊的患者。我们要以患者为中心，而不是只盯着疾病，只有“整体护理”，才能真正实现良好的预后效果。

因为我在术前术后不停地给陆阿姨普及知识，她出院后一直准时复查，还主动向身边朋友宣传乳腺筛查的重要性。出院一年多后复查，好消息传来，陆阿姨的癌细胞消失了。这场与病魔的战斗，她凭借顽强的意志，取得了阶段性胜利。她笑称自己现在都快成半个乳腺知识专家了。

在陆阿姨整个治疗过程中，只有一个远房亲戚来看望过她。作为没有家属陪同的癌症患者，她的坚强令人敬佩。而我，在护理她的过程中，收获了一份全身心的信任，我们在一次次相互鼓励中，成了难得的“忘年交”。

如今，陆阿姨迎来了新的生活，而我，擦一擦胸前的名牌，带着这份温暖和力量，继续投身医学事业的新征程。

22

谢谢你，我的爱人

“我”是一位乳腺癌患者，现在我能这样坦然说出来，多亏了从生病到化疗结束一直陪伴着我的爱人。

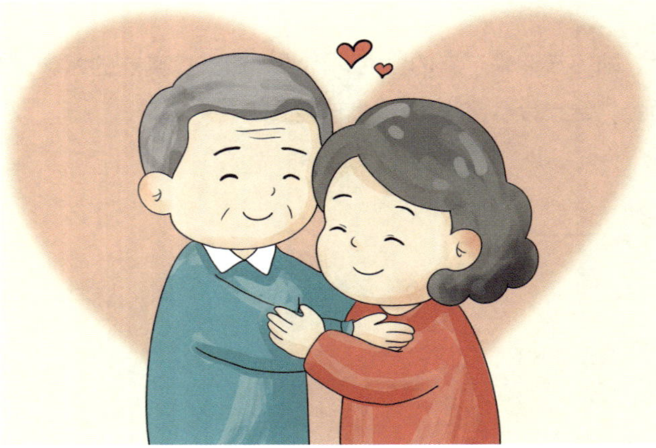

2022 年 3 月 12 日，这个日子我永远不会忘记。当天，我在上海市第七人民医院确诊得了乳腺癌，那一刻，我整个人都是懵的，感觉自己是如此的不幸，我才 32 岁，正值青春，手术后身体就不完整了，而且术后的化疗，要脱发、要呕吐……想想以后的人生，就感觉可怕。老公看出了我的恐惧和焦虑，他让我把想法都告诉他。我像个委屈的孩子，一边哭一边说，老公默默地听完，只看着我的眼睛说了句：“老婆，别怕，有我呢！”那一刻，就真的，心不慌了，想着一切都听他的，当然，他也不只是说说……

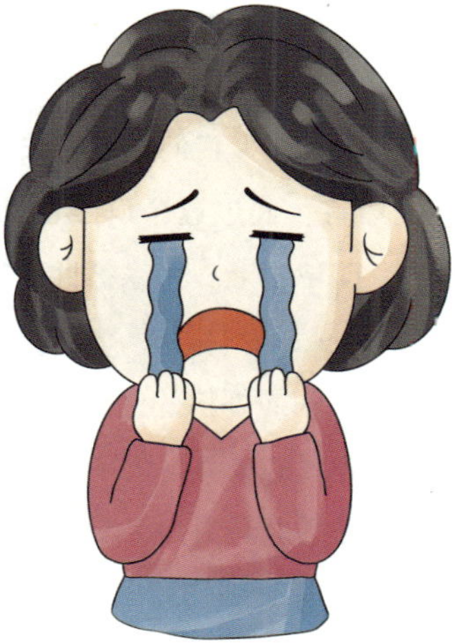

我在确诊当天入住了七院甲乳疝外科，并在 3 月 16 日早上 8 点被推进手术室，一直到下午 1 点才出来，出来的第一眼便看到了我的老公，他的眼睛里都是担忧，却在看到我的那一瞬间换成了坚定和鼓励，直到现在我才知道，他那时也是假装坚强，他也不过是 30 刚出头的小伙子，没有经历过大的挫折，一直有父母的保护，他后来和我说，一直等在手术室外的他，没有一刻心不是悬着的。

疾病能这么快地康复，除了老公的陪伴，当然还得感谢医术高超的医生和那些任劳任怨的护士，他们每天都在给我讲，现在是你手术后的第几天，该做什么活动，能吃什么……同时，他们还充分发挥了医院中西医结合的优势，采取了一些中医治疗，来缓解我的术后疼痛、失眠，等等，有了他们的治疗和护理，我焦虑的心得到了一丝安慰。

特殊的群聊

在医护人员和老公的照护下，我在 3 月 31 日顺利出院，为了更好地咨询疾病相关问题，七院甲乳疝外科宋莉芳护士长将我拉进“七院粉红之路俱乐部”——一个专为乳腺癌患者答疑解惑的群组。在这个群里，群主是七院护理部金咏梅主任和甲乳疝外科赵滨主任，他们每天都耐心地回答病友们提出的各种问题，同时，还为我们提供有关饮食、活动、康复，甚至是改善心情的方法、文章等。通过这个群我也结识了许多谈得来的朋友，和她们一起谈论病情，谈论生活，大家彼此“知根知底”，共同和病魔做斗争。

除了群里的解答，七院甲乳疝外科的医护人员还经常组织线下活动，做疾病的进一步检查，相关知识的教育，线下答疑，等等。群里的成员也是积极参加，为了解答大家的疑虑，更为了新结识的好友们一起聚聚，聊聊现在的境遇。而我，成了大家羡慕的对象，因为老公每次都陪我一起，听专家们将疾病的相关事情，将我需要注意的问题都细细地记录下来，也会将生活中的疑问问医生、问护士、问各位病友，看到这些，我真的很感动，同时，也增加了战胜疾病的信心，总觉得生活不会亏待每一个努力的人。

为爱“转行”

但是，无论我给自己多少暗示，还是没能忍受住化疗带来的痛苦。住院期间还好，医生用止吐药物，护士也给采用些中医方法协助治疗，化疗的并发症没有太明显，但是，化疗间歇居家期间，化疗药物的不良反应还是在影响着我，没有胃口，恶心呕吐。见此，老公急在心里，和医生护士不停地联系，最终，想到在医生护士那里取经，自己在家给我做治疗，缓解我的痛苦。老公和医生商量下来，方便在家里做的，缓解我症状的有艾灸温和灸以及穴位按摩。艾灸可以选中脘、关元、神阙等穴位；穴位按摩可以选足三里、合谷、内关等穴位。

老公从网上买了艾灸工具，每天给我艾灸两次，早上早餐后便开始给我做。一边做一边说着从医生护士那里学来的。比如，艾灸就是用艾叶制成的艾条，产生的艾热刺激人体穴位或特定部位，通过激发经气的活动来调整人体紊乱的生理生化功能，从而防病治病。而对于哪些穴位有哪些作用更是如数家珍。

“中脘穴，在上腹部，前正中线上，当脐中上 4 寸，主治胃痛、呕吐、呃逆。关元穴，在下腹部，前正中线上，当脐中下 3 寸，有强壮作用。神阙穴，在脐中部，脐中央，和胃理肠。每个穴位，艾灸 10 ~ 15 分钟。”他一边点燃艾灸，一边给我说着穴位的位置，我刚开始如同听天书一样，不知道一个 IT 男如何记得住这么多“古老”的词汇。听到这里，我问他：“3 寸是多少啊，是厘米吗？”

“不是的，这里说的寸在每个人身上都不一样，”他答道，“你的中指中节屈曲时手指内侧两端横纹头之间的距离就可以看作 1 寸；食指与中指并拢，以中指第二节横纹处为准，是 1.5 寸；将食指、中指、无名指三指并拢，以中指第一节横纹处为准，三指横量为 2 寸；将食指、中指、无名指和小指四指并拢，以中指中节横纹处为准，四指横量就是 3 寸了。”

将艾灸固定好后，他又开始给我穴位按摩。“足三里穴，是足阳明胃经的主要穴位之一，位于小腿外侧，犊鼻下 3 寸，犊鼻与解溪连线上，主治胃肠病症。合谷穴，在手背，第 1、2 掌骨间，当第二掌骨桡侧的中点处，可调理肠胃，宽中理气。最后一个是内关穴，位于前臂掌侧，当曲泽与大陵的连线上，腕横纹上 2 寸，掌长肌腱与桡侧腕屈肌腱之间，主治胃痛、呕吐、呃逆等胃疾。每个穴位按摩 3 ~ 5 分钟，每天 2 ~ 3 次就可以了。”瞧，他又给我读了一本天书。

也不知道真的是老公的操作起到了作用，还是看到这么“努力”的男人，心里已经被感动填满，装不下其他感觉了，那种恶心、呕吐的症状和感觉慢慢地就淡下去了。在老公一遍遍的“唠叨”中，我也知道了穴位的位置，并且自己也学会了简单的做法，在老公上班后，自己可以进行操作了，但是老公下班后，还是会亲自给我去做，还直说，他是我的老师，比我更专业，我知道，这是他与我共同战胜病魔的信心。

谢谢你，我的爱人！世间事情瞬息万变，唯有爱与被爱不可辜负！在你的陪伴下，我们定能打败病魔，一起幸福地走下去！

23

从“刘畊宏女孩”到“粉红丝带女孩”

——乳腺癌术后康复操

2021年1月初，世界卫生组织国际癌症研究机构（International Agency for Research on Cancer，IARC）发布了2020年全球最新癌症负担数据。统计显示，2020年，女性乳腺癌新增人数达226万，首次超过肺癌，成为全球第一大癌症，约占新发癌症病例的11.7%。这11.7%落到一个人身上就是100%，那些难以言喻的恐惧和悲伤更是漫长细碎的重压。

时间：2021年10月中旬；地点：体检中心。

24岁的简佳是一个来自边远县城的女孩，大学毕业后在上海工作生活。大学期间，她每天习惯晚上12点后才入睡，工作后依然如此，要加班、要学习，还兼职在自媒体写写文章增加收入。今年入职体检时，查出左侧乳腺有一枚0.5 cm×1 cm的肿块，医生建议其定期随访，但因为肿块不大，也不痛不痒，她并没有往心里去，想着就定期复查吧。

时间：2022年7月上旬；地点：某三甲医院乳腺外科门诊。

2022年3月初起，上海突然按下了“暂停键”。对于日常生活节奏紧张的佳佳来说，仿佛开启了假期模式，终于能缓一口气了。除了线上处理一些日常工作，她突然觉得自己闲置的时间太多，于是跟着网上的一阵热潮，佳佳迷上了刘畊宏的直播，什么“本草纲目”“龙拳”等健身操跳

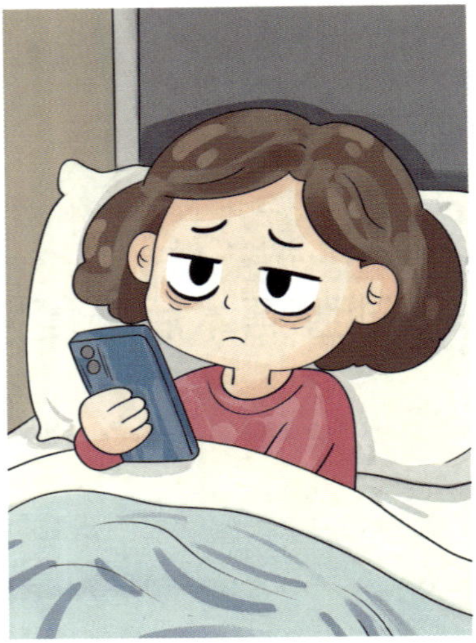

得不亦乐乎，自居家办公起一直坚持每天打卡、每天流汗，活脱脱一枚“刘畊宏女孩”，她开始享受到运动的乐趣，还能舒缓生活带来的压力。

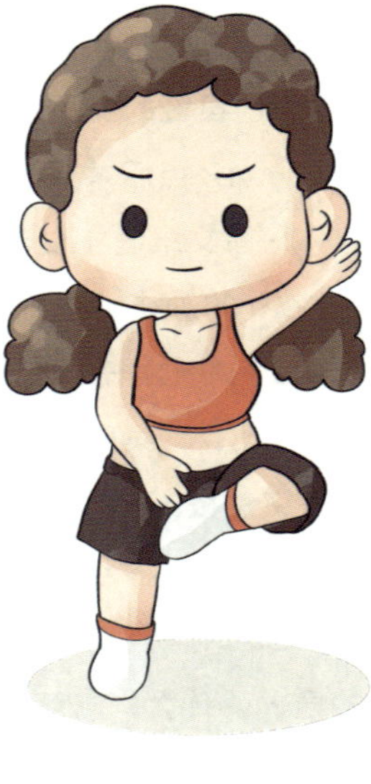

可在 1 个月前，佳佳洗澡时发现左侧乳房的肿块明显增大，偶有疼痛，遂来到乳腺外科门诊就诊。乳腺外科医生询问病史，并进行触诊，发现肿块质地偏硬、活动度差，结合乳腺 B 超检查结果，疑似左侧乳腺癌，建议其立即手术治疗。

时间：2022 年 7 月 16 日；地点：某三甲医院乳腺外科病房。

术前，医生与佳佳充分沟通，拟定了手术方案。术中，经快速病理报告确诊为乳腺浸润性癌，遂进行乳腺癌保乳根治术。术后，佳佳双侧乳腺形态基本对称，无明显改变，并将定期进行化疗。当医生告诉她手术结果的时候，入院后一直表现镇定的佳佳瞬间在病房大哭起来，眼泪无止境地顺着脸颊淌下来。她呢喃道："我这么年轻，为什么会得乳腺癌？我以后该怎么办？"

佳佳的责任护士小于比她大不了几岁，只能先安慰她并帮她擦干眼泪。这个动作显得苍白无力，因为在临床上她也遇到过很多像佳佳这样的患者。她一直安慰佳佳："你发现得早，积极配合治疗，定期来复查。很快就可以恢复正常生活了，要积极面对。"

"可是我没结婚没生育，美好的生活才刚刚开始，怎么就被肿瘤粘上了？我刚参加工作，新生活刚开始，医生说我的手臂可能会肿胀，难道以后就只能看别人跳操了吗？那我还能做什么呢？"正值青春，人生满怀憧憬。面对突如其来的癌症，佳佳哭得很伤心。

小于一听，立马看出了佳佳的心结，原来她担心生活质量受影响，顺势接了她的话："你说的手臂肿胀是淋巴回流障碍引起的组织水肿、慢性炎症、组织纤维化等病理改变，完全可以预防。对了，你之前是个'刘畊宏女孩'，之后可以暂时转型做个'粉红丝带女孩'吗？"

"你说什么？粉红丝带女孩？"佳佳对"粉红丝带女孩"这个名称很好奇。小于见状，马上给佳佳讲起了粉红丝带俱乐部……

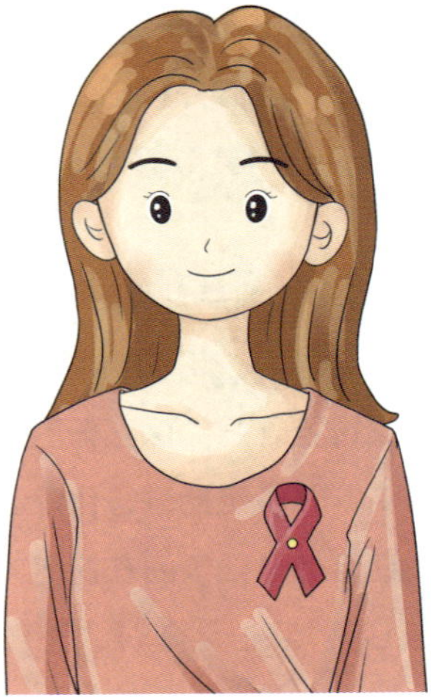

“康复锻炼是一件需要长期坚持的事情，对于术后并发上肢淋巴水肿的患者而言，需要系统地进行手臂功能的锻炼，包括手部、腕部、肘部的扩张、屈伸等，同时需要配合深呼吸等，促进淋巴液回流。我们医院乳腺外科有专门针对乳腺癌患者的康复操，你可以做一段时间‘粉红丝带女孩’，等日后康复了，一定还是个‘刘畊宏女孩’哒！”

“你说的都是真的吗？我真的可以吗？”

“为什么不可以？在治疗结束，身体状况基本恢复后，你还要投入工作中的。依旧从事自己喜欢的工作，做自己喜欢做的事，这些都会帮助你从患者的角色中逐渐走出来，你还是原来的你呀。”那一刻，小于从佳佳的眼里看到了光，那是一种期待，更是一种希望。

于是，责任护士小于每天上班都按照术后时间轴指导佳佳进行功能锻炼：“我每天都会按照你术后的时间节点带领你进行功能锻炼，请跟着我一起做哦！”

术后 24 小时内：活动手指和腕部，可进行伸指、握拳、屈腕等锻炼。

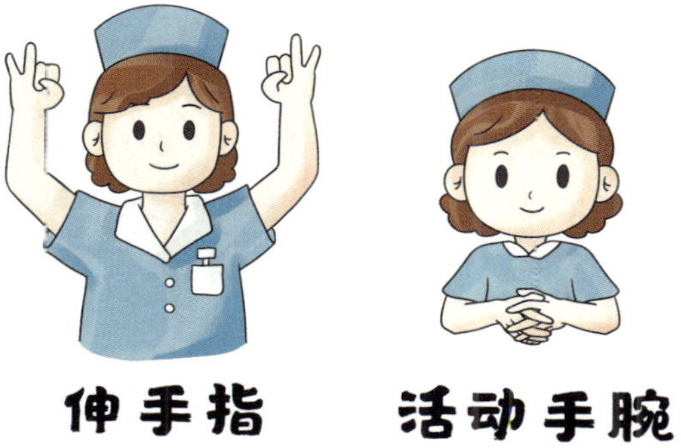

术后 1 ~ 3 天：可用健侧上肢或他人协助患侧上肢进行屈肘伸臂等锻炼，逐渐过渡到肩关节的小范围前屈、后伸运动（前屈小于 30°，后伸小于 15°）。

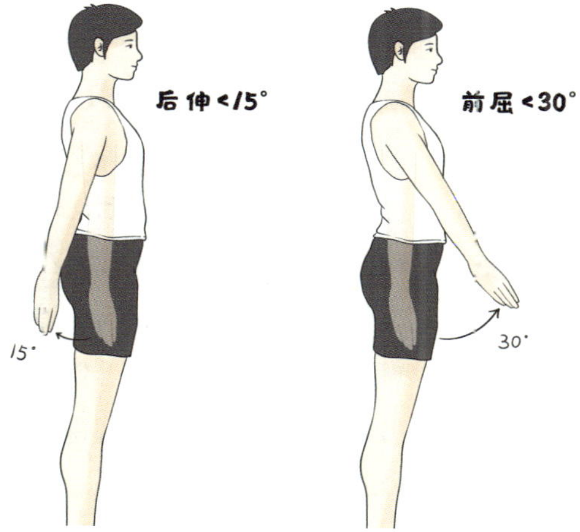

术后 4 ~ 7 天：可用患侧手洗脸、刷牙、进食等，并做以患侧手触摸对侧肩部及同侧耳朵的锻炼。

时间：手术后 1 ~ 2 周；地点：健康宣教园地。

术后 1 ~ 2 周：开始做肩关节活动，以肩部为中心前后摆臂。循序渐进抬高患侧上肢（将患侧肘关节伸屈、手掌置于对侧肩部，直至患侧肘关节与肩平）、手指爬墙（逐渐递增幅度，直至患侧手指能高举过头）、梳头等。一般每天练习 3 ~ 4 次，每次 20 ~ 30 分钟。另外，手术后 7 ~ 10 天内肩关节不能往外活动，不能用患侧肢体支撑身体，以免影响伤口愈合。

时间：手术后 3 周；地点：健康宣教园地。

“小于护士，我从来没有想到癌症会离我这么近！但是，在医护人员、家人的鼓励中，恢复得还不错呢！”

小于第一次听见佳佳说话的口气那么轻松：“是的佳佳，康复锻炼是一件需要长期坚持的事情，对于术后并发上肢淋巴水肿的患者而言，需要系统地进行手臂功能的锻炼，包括手部、腕部、肘部的扩张、屈伸等，同时需要配合深呼吸等，促进淋巴液回流。接下去还要坚持进行康复操锻炼，来，继续跟着我一起做操吧！”

佳佳点了点头说：“ok，那我们开始吧！”接着认真跟着小于护士开始进行康复操锻炼。

时间：手术后 3 个月；地点：粉红丝带俱乐部活动现场。

“我现在真的没有把自己和癌症联系在一起！开始我也迷茫过、哭过，问过为什么是我，但还好我身边一直有家人、朋友、护士、医生的开导，我的心态也在慢慢调整，我以为我再也不能运动了，但是现在学会了乳腺康复操，我要坚持锻炼下去，为‘粉红丝带女孩’代言！我也要告诉更多的姐妹，生病了别怕，要积极面对！”

此时，佳佳在乳腺癌患者的俱乐部活动中勇敢地站上了讲台，鼓励更多的人与病魔做斗争，小于见状感到非常欣慰，站在一旁默默地为她祝福：粉红丝带女孩，你的希望不会磨灭，微笑也不会凋零，加油吧！

24

远道而来的客人

——一位外籍患者的故事

当我在乳腺外科病房第一眼看到这位“与众不同”的女士时，内心便充满了惊讶。白皙的皮肤，棕色略卷的长发，蓝色深邃的眼睛，还有那轮廓分明的五官。毫无疑问，这是一位外国友人。

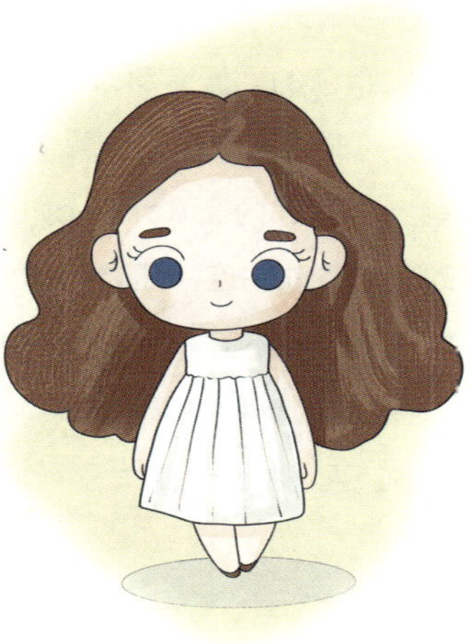

带着对外国人也会来看中医的惊讶之情，我走向前：“Hello，can you speak Chinese？”

她用还算流利的中文回答：“我是来办理住院的，有可能是乳腺癌。”

人生的转折点

通过与她的交谈以及后来的接触，我知道了这位外国姑娘的故事。她叫李星悦，来自澳大利亚，今年 28 岁。星悦说，她的邻居是一对华裔老夫妇，两家人关系很好，受这对老人的影响，她迷恋上了中国文化。于是，在 2014 年大学毕业后，便来到了中国。

2021 年 6 月，星悦感到胃疼，她到家附近的医院做了个胃镜，但并没发现胃有什么问题。可后来频繁的胃疼把她折磨得筋疲力尽，医生只好让她留院观察。

住院期间，她的一个动作，却成为她人生的“转折点”。星悦偶然间摸到自己右侧乳房有个像花生米一样的硬结，而左侧乳房没有。她把这个情况告诉了医生。后来，医生为其进行了乳腺的钼靶和彩超检查，高度怀疑乳腺癌，建议她到上级医院做进一步检查。星悦住在浦东，打听下来知晓上海市第七人民医院拥有特色的乳腺专科及乳腺癌淋巴水肿防治门诊，还有特色中医护理，加上自己对中医文化的了解，便来了我们医院。

住院后，医生查体触及右乳房内 2 cmx2 cm 大小肿块，质地坚硬，表面高低不平，推之不动，与皮肤粘连，压之无痛。乳房超声检查可见实质性占位病变，形状不规则，边缘不齐；钼靶摄片可见致密的肿块影，形态不规则，边缘呈现毛刺状或结节状，密度不均匀。右侧乳腺肿物穿刺术后病理结果显示示浸润性癌，为进一步治疗，以“右侧乳腺肿瘤”收入院。

成为“团宠”

当得知自己过几天就要动手术之后，星悦表现得有些紧张，尽管她极力想用笑容来掩饰，但作为她的责任护士，我还是察觉到了她内心的惶恐不安：一个人在异国他乡，没有家人的陪伴。担心手术能否顺利？愈后如何？术后是否会有并发症等？从后面的交谈中我得知，尽管星悦自己对中国文化兴趣十足，也对中医治疗充满信心，但是她的父母对中医能否真正治疗癌症持怀疑态度。为了让星悦能够顺利进行手术，缓解她的焦虑情绪，我决定让同病房的赵奶奶来个“现身说法”。赵奶奶是 5 年前确诊的乳腺癌，当时已经是晚期并且有了肺转移，医生原本预估赵奶奶只有 2 年的时间了，但是，5 年过去了，75 岁的赵奶奶通过积极治疗，现在病情已基本得到控制，健康地生活着。通过赵奶奶的案例，我相信星悦一定能从中获益。不仅如此，我还发动科室的集体力量，让大家多多照顾这位远道而来的客人。很快，星悦的经历引起了大家的关注，她开朗乐观的性格及她对中国文化的了解很快赢得大家的赞赏！于是，星悦便成为了我们科室的“团宠”。

之所以如此关照星悦，我还是存有一点点的“小私心”。我想，星悦康复之后，再次回到自己的国家时，希望她能用自己的切身经历让那些像她父母一样的外国人更加了解中医，消除偏见，更好地传播中医文化。

“小悦啊，我这里有自家地里种的西红柿，纯天然没有农药。小叶护士给我说多吃西红柿好，里面富含番茄红素，具有很强的抗氧化作用，能够缩小肿瘤的体积，延缓癌细胞的扩散进程，是名副其实的抗癌小能手！”我一听这声音，就知道是 16 床的赵奶奶又在给星悦分享食物了。

“赵奶奶，现在星悦刚做完手术回来，不能吃东西。”

“哦，刚做完手术回来，小悦你今天可以拿个枕头把右手垫高，促进淋巴液回流，防止术后淋巴水肿，还可以动动手指头，做做握拳，活动一下手腕。”赵奶奶期待地望向我，我点了点头，给赵奶奶比个大拇指，说道：“赵奶奶真是久病成良医，说的很对，小悦手术之后要注意康复锻炼促进术后的恢复。”

神奇的中医技术

早上我刚到病房，就看到星悦略显沮丧地跟着其他病友做着明显生硬的八段锦招式。我上前安慰道：“没关系，因为你刚学会没几天，多跟着练习几次就会越来越熟练的。你明天就要手术了，术前多多练习这套八段锦，能够强身健体，增强机体抵抗力，有助于术后身体的恢复。还记得我教你的八段锦口诀吗？”

“当然记得，八段锦的口诀是‘双手托天理三焦，左右开弓似射雕；调理脾胃须单举，五劳七伤向后瞧；摇头摆尾去心火，两手盘足固肾腰；攥拳怒目增气力，背后七颠百病消’，而且动作不仅要柔和缓慢，灵活连贯，还要松紧结合，动静相兼，循序渐进。这几天我天天跟着病房里的其他阿姨练习，动作已经越来越规范了。”看着星悦努力向我比画着一招一式，甚是可爱。

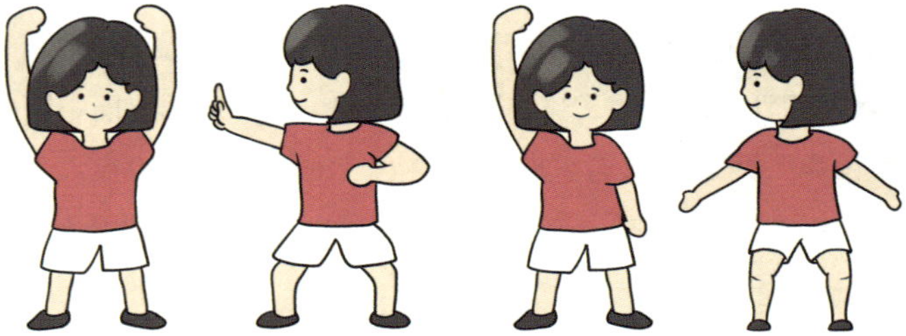

第一式 双手托天理三焦　第二式 左右开弓似射雕　第三式 调理脾胃须单举　第四式 五劳七伤向后瞧

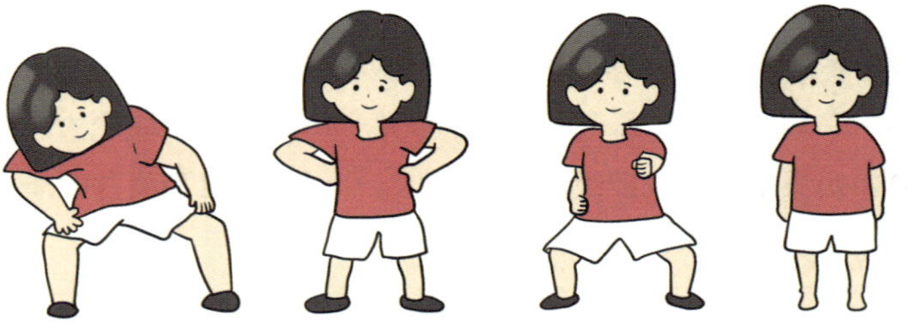

第五式 摇头摆尾去心火　第六式 两手盘足固肾腰　第七式 攥拳怒目增气力　第八式 背后七颠百病消

第二天，我来到星悦的床前：“星悦，今天感觉怎么样啊？伤口还疼吗？”星悦说：“刀口有些疼。”

手术后，最影响患者恢复的便是疼痛，我采用中医特色治疗——耳穴压豆为星悦减轻疼痛。看着星悦疑惑的眼神，我解释道：“这是耳穴压豆，我们的耳朵上有许多穴位与人体各个部位相对应，按压耳穴可以调节全身，促进身体健康，针对乳腺术后的患者，我们选取特定的穴位，可以有效缓解疼痛，我给你贴上之后，你自己没事的时候可以用手按一按，每天 2~3 次，每次 1~2 分钟。等一会我还会来给你做艾灸。”贴完耳穴压豆，星悦就迫不及待用手按压耳朵。“小叶护士，你给我在耳朵上贴的这个豆豆真的很神奇诶，我才按了几次，就感觉伤口没那么疼了，中医真的好神奇！还有之前你教我的那套八段锦，我决定出院以后也要每天坚持练习。”当我准备好艾灸用物再次来到病房时，星悦便惊喜地向我说道。

“中医不只有耳穴压豆，还有很多其他的操作，我现在要给你做的这个是艾灸，将艾草做成的艾条点燃，然后熏在病灶处，艾草是一种中药材，具有温经、止血、消炎的功效，做艾灸呢也可以增强体质，促进身体恢复。你平时也可以买一些在家自己做，艾灸的位置可以选择足三里（正坐在椅子上，双腿正常落于地面，找到膝盖外侧的凹陷处下 3 寸，也就是自己的手掌 4 横指的地方，就是足三里）、三阴交（内踝往上 3 寸，即 4 横指的地方就是三阴交）之类的，但是要注意不能离皮肤太近，时间也不能超过 30 分钟，否则可能会烫伤皮肤。”

故事未完待续

今天是我这位特殊患者出院的日子，经过这两周的相处，我们不仅建立了深厚的友谊，也让这位远道而来的患者对中医有了更深的了解。我陪着星悦走到病区大门口，问道：“星悦，你还记得我之前给你讲过的内容吗？”

星悦像个小学生一样快速回答：“当然记得，我总结几点，你听对不对哦。①多吃高蛋白低脂肪（瘦肉、鱼虾、鸡肉、鸡蛋、酸奶、豆腐）、高维生素（菠菜、丝瓜）、高热量（橄榄油、植物油）的食物；多吃海带、海藻、紫菜、牡蛎、芦笋等具有化痰软坚散结功能的食物；主食选择糙米、小米、玉米、红薯、山药等粗粮；还可以吃一些具有抑癌作用的食物，如甘蓝、卷心菜、胡萝卜、油菜、蒜等。②近期避免手术侧的手臂搬动或提拉重物，保持之前赵奶奶给我说过的功能锻炼。③ 5 年内不能怀孕。④坚持放化疗，还要定期检查肝肾功能，注意观察有没有胃肠道不适、月经不调、骨质疏松、皮炎等不良反应。”

看我露出赞许的眼神，她又继续补充道：“还有一点很重要，要定期进行乳房的自我检查，每个月自查一次，检查时间最好选在月经周期的第 7 ～ 10 日，或月经结束后的 2 ～ 3 日。”

“不错嘛，看来都记住了，那你还记得怎样进行乳房自查吗？”我问。

“记得，首先是看，站在镜子前，做三种动作，两手放松垂于身体两侧、向前弯腰、双手上举置于头后，然后观察双侧乳房的大小和外形是否对称；有没有隆起、凹陷或橘子皮一样的皮肤；有无乳头回缩。二是摸，平卧或侧卧，肩下垫软薄枕或将手臂置于头下进行触摸。一侧手的食指、中指和无名指并拢，用指腹在对侧乳房上进行环形触摸，记得要有一定的压力。从乳房外上部分开始检查，依次为外上、外下、内下、内上，然后检查乳头、乳晕，最后检查腋窝有没有肿块，乳头有没有溢液。如果发现肿块和乳头溢液，要及时到医院做进一步检查。”

我伸手竖起拇指：“给你个大大的‘赞’！”

望着星悦逐渐远去的背影，回头看，医院门口的烫金字牌在阳光下熠熠生辉，这位从澳大利亚远道而来的客人的故事已经结束，但我的乳腺外科护理生涯故事还在继续。

25

重拾信心的女性

——乳腺癌术后的功能锻炼

“医生，我做完手术多久能恢复啊？”

“术后多长时间我能正常工作生活呢？”

“万一要是手术失败了怎么办？”

我拿着配好的药刚进病房，就听见杨姐一连串的问题，这些问题在她等待手术的几天内几乎每天都要向床位医生和我问上几遍。而我们也总是一次次地耐心解答，按照她的病情只要坚持良好的术后锻炼，预后情况会很乐观的。

对于乳腺癌患者来说，坚定自己的信心很重要。

不幸中的“万幸”

杨姐今年三十多岁，在体检之前她一直觉得自己身体素质特别好，连感冒发烧都很少，完全没有想过自己会和“癌症”这两个字扯上关系。但就在单位例行体检的过程中，一张检查报告打破了她对自己强健体魄的信心。

在知道自己左乳房有一肿块后，杨姐立刻来我院专家门诊就诊，很不幸，专科检查显示，她的右乳中央区有 5 厘米的皮下肿块，边界不清晰，有压痛，基本可以确定是乳腺癌，建议立刻手术。这一下杨姐的情绪就绷不住了，和家属几乎是抱头痛哭。来院时，作为她的责任护士，我深知患者在此时最需要的就是信心，对自己的信心，对医院的信心，还有对未来生活的信心。

经过与本人及家属详细的术前沟通之后，手术的前一天晚上十点多，我查房看到杨姐还是一个人呆呆地坐在床上，便走过去在她的病床边轻声问道：“紧张吗？”她抬起头有点茫然地看着我，我笑了笑说：“杨姐，明天就要手术了，你肯定希望手术成功对吗？”她望着我点了点头。我接着说：“手术治疗是治愈乳腺癌的最好方法，但是具体效果如何，除了医生的努力，还有一个人很重要。”她的眼睛明显亮了一下，问道：“谁？”“是你自己啊！”我笑着拍了拍她的手。“你是不幸中的万幸，发现得早，治疗得早，治疗效果肯定好呀！还有家人朋友都陪着你呢！你现在要做的，就是好好睡一觉，明天加油！”

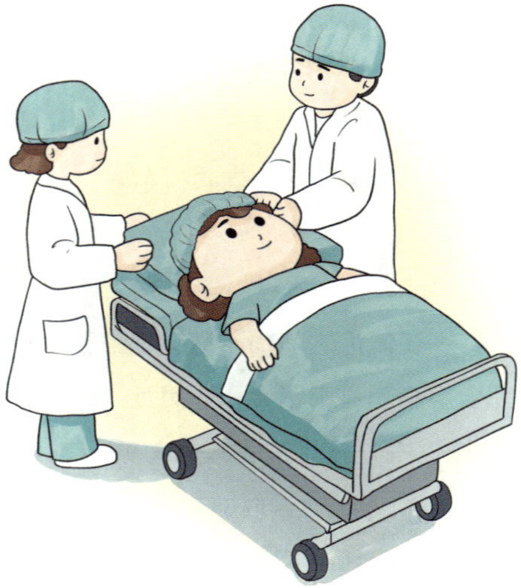

临走时我给她掖好被子，看着她紧闭的双眼，我在心里默默祈祷，明天一定会一切顺利。

“持久战”的开始

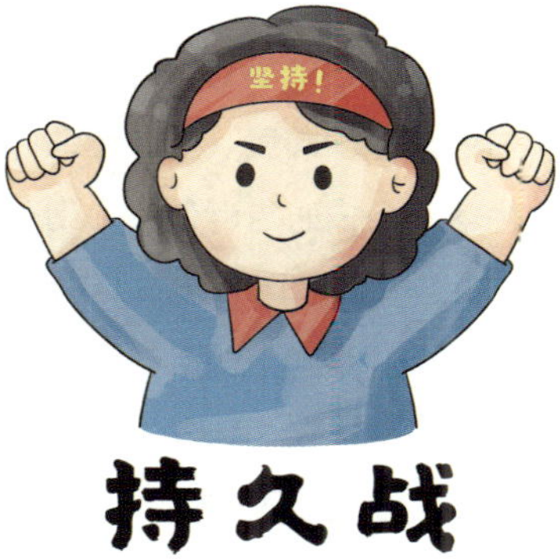

如我们所期待的那样，杨姐的手术十分顺利，大家都松了一口气。

术后第 2 天，医生查房时问她：“杨姐，今天做功能锻炼了吗？”

杨姐微微一愣，皱起眉头一脸疑惑，家属随后说：“刚刚做完手术就能锻炼吗？不会影响伤口恢复吗？”我叹了口气，在心中默念：嗨！敢情术前反复教的术后功能锻炼，手术结束全都忘了。

我走上前和杨姐家属解释道：“乳腺癌的术后康复是一个漫长的过程，咱们现在的‘持久战’才刚刚开了个头啊！因为乳腺癌手术切除范围广，术后抬胳膊感觉有点难，而且手术时做了腋下淋巴结的清扫，淋巴回流受阻、上肢水肿，不及时进行功能锻炼胳膊可能以后就真的抬不起来了！所以一定要坚持坚持再坚持！”

家属一听这么重要，连连点头道：“好好好，咱们一定配合锻炼，但是应该怎么锻炼呢？说得我总记不住啊！”

我笑了笑说：“没事儿，术后恢复的视频在你床头这个屏幕里就有，而且我每天都会来宣教指导，以后不懂就问我。今天咱们就只先在床上动动手指手腕，握握拳头就行，然后慢慢过渡到肩关节小范围地前屈后伸，不记得的就打开视频看，千万注意，肩膀要稳住不能乱动啊，循序渐进，别着急！因为这个手术切除了胸部肌肉、筋膜和皮肤，你会明显感觉到肩关节活动明显受限制，所以加强肩关节活动可以增强肌肉力量。今天是术后第 2 天，可以用没做手术那一边的手臂，在家人的帮助下进行上肢屈肘伸臂，慢慢过渡到肩关节的小范围前屈、后伸运动，前屈小于 30°，后伸小于 15°，后续的锻炼内容我会按时告诉你的，到时候你按照我说的锻炼内容去做哈。”杨姐躺在床上一边道谢一边说：“我会的，谢谢你啊小徐，我加油！”我也冲着她比了个“胜利”的手势！

迎接新的生活

乳腺癌是女性发病率第一的恶性肿瘤，目前来说外科手术仍然是乳腺癌的主要治疗手段。但不同的乳腺癌手术会带来不同程度的患肢功能障碍，所以乳腺癌术后的患者在不同阶段需要进行不同程度的锻炼，为的就是不影响后期肢体活动，同时还要预防患肢血栓形成。

大约术后 1 周，我在每天“术后恢复小队”中看见了杨姐的身影。“杨姐，我看这一溜排的人里你做得最标准最到位，等出院了又能回归广场舞团队啦！”

“术后恢复小队”就是我作为专科护士把病情类似的患者召集起来，定时进行康复操锻炼，让她们相互鼓励，消除心中对疾病恐惧，增强康复的信心，大家一起迎接新生活。而我也会每天在固定时间进行现场示范与指导，督促患者不能偷懒，提高功能锻炼的规律性和充分性。

半个多月后，杨姐出院了，而我的工作还在继续。偶尔回访电话里听到她中气十足的笑声就知道她恢复得不错，而每当一个出院的患者回归了正常的生活，我都会觉得自己看似日复一日重复的工作是那么有意义。当然，每次打电话我都没忘记叮嘱她要坚持锻炼，争取早日成为广场舞领队！

阳光明媚，人来人往，七院的院区在晨曦中沐浴着金灿灿的朝阳，新的一天开始了，我的工作也在继续着。

26
玫瑰与荆棘共生的日子

初遇：溃烂伤口的清晨

“林护士，这纱布……是不是沾上脓水了？”刘阿姨侧身避开镜子，手指颤抖着悬在溃烂的左胸伤口上方。我轻轻托住她的手，发现她指甲缝里藏着抓挠后的血丝。

这是2024年3月10日清晨，我第三次为刘阿姨换药。她左侧乳房改良根治术后形成的创面正在渗血，化疗后皮肤屏障功能下降60%，脆弱的皮肤像被揉皱的宣纸，轻轻触碰就会剥落。

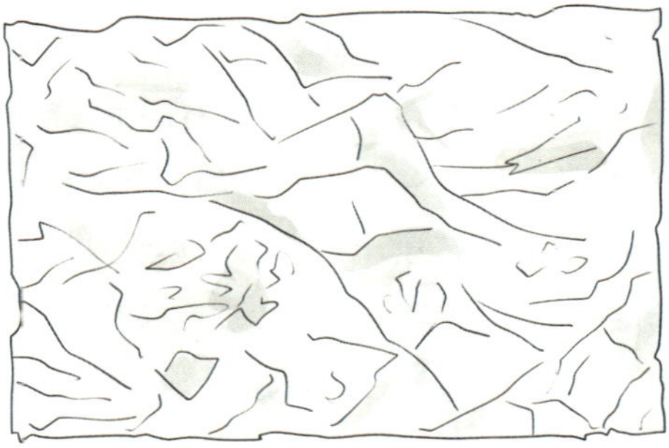

我取出含银离子敷料轻覆伤口：“这种敷料像智能海绵，遇到渗液会自动释放杀菌微粒，和传统纱布相比，能够减少67%的换药疼痛。”她盯着我手套上反光的生理盐水滴：“每次换药都像在揭我的皮……”

“所以我们用37℃温盐水预湿敷料，将纱布软化，就像给干涸的田地浇灌甘露”我旋开无菌溶液瓶盖，温热液体顺着3层纱布渗透，并示范 45° 角剥离法，“记得吗？每次揭敷料要像剥煮鸡蛋——顺着皮肤纹理 45° 角慢慢来。看，这次只带下来 3 片坏死表皮，比上周减少 40%。”刘阿姨紧绷的肩膀随着我的动作逐渐放松，忽然她抓住我手腕问道：“新长的肉芽会疼吗？”我指向皮肤镜图像：“这些粉红颗粒是成纤维细胞在搭建胶原支架，有疼痛感说明神经末梢在重生。”

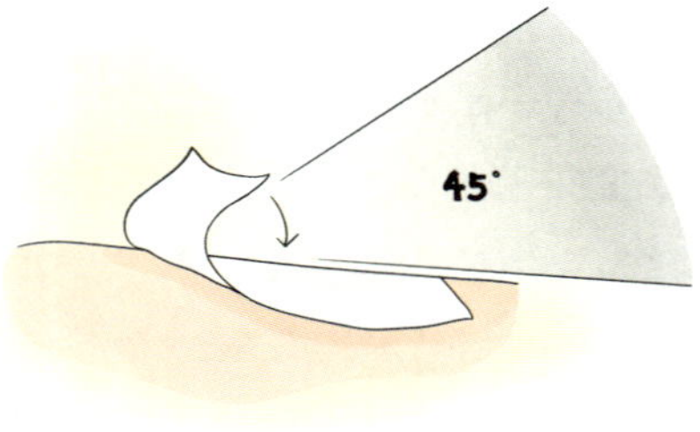

化疗风暴：当皮肤变成玻璃

第 3 次化疗后，刘阿姨的手臂突然布满蛛网状红疹。“这些紫杉醇过敏疹像是会移动的刺青。”她苦笑着掀起衣袖，皮肤表面抓挠处渗出黄色淋巴液，“像有蚂蚁在血管里筑巢，痒得想用钢丝球搓洗。”

我按住她躁动的手：“化疗药物会让表皮变薄 60%，毛细血管通透性增加 4 倍，过敏原正从血管裂隙往外逃逸，您现在属于玻璃皮肤人群。”我掏出特制冰丝手套戴在她手上：“戴上这个，掌心降温能抑制 59% 的瘙痒神经信号。”她抚摸手套内层的凝胶颗粒：“凉丝丝的像握住雪团，好舒服。”

“还有更神奇的。”我打开紫外线治疗仪，指着她新出现的放射性皮炎解释：“这叫记忆性损伤，就像皮肤记住了每次化疗的痛苦。而 311 nm 窄谱紫外线（UVB）能像精准导弹，清除 80% 的炎症细胞而不伤及健康皮肤。”当蓝光笼罩她手臂时，我轻声解释：“这相当于给皮肤做光子嫩肤，每次治疗能再生 0.05 mm 表皮层。”

“还有这支药膏，含有银离子和积雪草，是给化疗皮肤的特效创可贴。”我将棉签蘸取乳膏，在她手背画出同心圆，“记得每天像画工笔画这样涂抹 3 次，特别要注意指甲边缘——80% 的抓伤来自这里。”

等我给刘阿姨换好药，我带着她回到病房，继续和她说道：“刘阿姨，别紧张，还记得我给你说过吗，化疗后皮肤瘙痒破溃这是正常的表现，是因为放疗破坏了表皮细胞 DNA，导致皮肤屏障功能受损，水分流失，而你看到的皮屑则是角质细胞加速代谢后的产物。”

刘阿姨哭丧着脸说：“林护士，你不知道啊，我现在觉也睡不好，夜里翻身时，睡衣摩擦皮肤的触感如同砂纸刮过嫩肉，滚刀肉听说过吗？我现在就是。”我耐心地对刘阿姨说：“阿姨，衣物可以选择无接缝、无钢圈的前开扣棉质内衣，避免合成纤维或粗糙面料。”

“林护士，你帮我看看，我网购了 10 件无痕内衣，好多穿着还是不舒服，这是为什么呀？”刘阿姨在我宣教的时候，拿出她买我的内衣，里面有的材质不是纯棉，有的尺码偏小，后面在试了几件后，刘阿姨也了解了，真正合身的是剪掉所有标签的纯棉背心，针脚必须向外翻转，穿着才不难受。

这时病友陈阿姨也来到病房。她笑得豁达，和刘阿姨分享护理秘方：“把冷藏芦荟胶装进分装瓶，用来止痒，也可以用无菌凡士林做夜间封包。”两个人慢慢地交流，并排坐在窗边涂抹药膏，阳光穿过她们耳后的假发，在墙壁投下蝴蝶状的光斑。

重生之路：在寸肤之间播种希望

当刘阿姨的伤口开始长出粉红色肉芽时，我带她走进阳光治疗室。“现在要像保护新生儿一样养护新皮肤。”我举起模拟皮肤教具，展示毛囊层的透明结构：“化疗会让皮脂腺萎缩 70%，所以清洁要像对待古董丝绸，每天用 38 ～ 40℃温水轻柔冲洗放疗区域，水温不能过低或过高，避免使用含酒精、香料或皂基的清洁剂，建议选择 pH5.5 弱酸性的氨基酸洁面产品。清洁后用柔软棉巾轻拍吸干水分，禁止搓揉或用力擦拭。清洁后 3 分钟内涂抹医用级保湿剂（含神经酰胺、透明质酸或羊毛脂成分），每天至少 2 次，可配合保湿喷雾打底增强效果。”

刘阿姨突然抓住我的手腕：“洗澡水碰到胸口还是会刺痛……”“试试这个。”我晃了晃雾化花洒，“0.3 mm 直径的水雾颗粒，比蒲公英绒毛还轻柔。记得沐浴后 3 分钟内涂抹屏障修复霜，就像给皮肤穿防护铠甲。”我继续说道：“还有别忘了喔，要做好防晒，外出时穿戴 UPF50+ 防晒衣、宽檐帽及墨镜，减少紫外线直射。必要时使用物理防晒霜（含氧化锌或二氧化钛），避免化学防晒剂刺激。”“好的！好的！”刘阿姨连连回复。

当伤口结痂脱落时，刘阿姨却陷入新焦虑：“这块皮肤像塑料布，汗都出不来。”我取出手持式水分检测仪：“看，当前表皮含水量仅 32%，是正常值的 60%。”

“咱们要重建皮肤微生态。”我旋开含神经酰胺的修复霜，“这种仿生脂质体能填补化疗损伤的细胞间隙，就像用乐高块修补城墙。”她学着我的手法将乳霜点涂成网格：“比擦粉底还讲究。”

“还有纳米级防晒。”我展示雾化防晒仪，“喷出的二氧化钛颗粒仅 80 nm，能在毛孔形成透气的光学屏障。”她对着镜子惊叹：“居然看不见白痕！”

暗夜星光：当身体背叛心灵

那个暴雨夜，监护仪警报撕破宁静。刘阿姨蜷缩在病床角落，胸前被抓出五道血痕。“为什么皮肤比癌细胞还可怕？这具身体像装着毒药的皮囊！”她哭喊道。

我坐在她身边，用纱布包裹住她自残的双手：“您知道化疗药物在毛细血管里的旅行路线吗？它们像带着火焰的流星，烧灼经过的每个细胞——但流星过后，夜空会更清澈。”我打开手机播放皮肤微循环动画时，轻声补充：“您知道皮肤每天替我们挡下多少伤害吗？1 m^2 的面积承受着300 万次微生物攻击，这些朗格汉斯细胞正在组建新的边防军，每天能训练出 2 000 个免疫哨兵，而新生血管正在搭建生命之桥，每天能再生0.02 mm 健康皮肤。”

她泪不断滴落：“可它们背叛了我……”“不，是化疗暂时屏蔽了它们的信号。”我轻触她新生皮肤，“现在这些玫瑰色疤痕，正是细胞们重建的烽火台。”我打开手机中的图片，是病友王阿姨在自己曾经溃烂的胸壁上，用医用硅胶敷料边缘剪成花瓣形状的样子，“别怕，你看这些‘小梅花’是胜利的勋章。和你的士兵一起战胜它们。”

绽放时刻：在伤痕上绣花

今天拆线时，刘阿姨突然笑出声：“这道疤像不像玫瑰枝干？”她指尖抚过胸口的缝合线，那里新生皮肤泛着珍珠光泽。我从处置车取出纹身贴纸：“试试这个医疗级透气贴，牡丹图案能遮盖 86% 的色素沉着。”在她惊喜的目光中，我展开皮肤镜检测报告：“您现在表皮的屏障功能恢复到了化疗前的 75%——相当于给皮肤穿了防弹衣。”阳光透过窗棂洒在她伤痕上，竟泛出珍珠母贝般的光泽。“知道这光泽的秘密吗？”我指向电子显微镜图，“这些是新生板层小体在分泌抗氧化物，比化疗前浓度高出40%。”她抚摸着胸口轻笑：“原来我的伤痕会发光。”

3 个月后复诊，主任用皮肤镜观察胸壁：“胶原纤维恢复得很好，色素沉淀会随时间消退。”镜中那道曾渗血的裂痕，如今变成浅粉色纹路，如同被阳光熨烫过的丝绸。刘阿姨开心极了，拿出她带来的特殊礼物——

一件刺有荆棘纹样的内衣。“我用抗菌丝线绣的，医生说能减少 83% 的摩擦感染。”

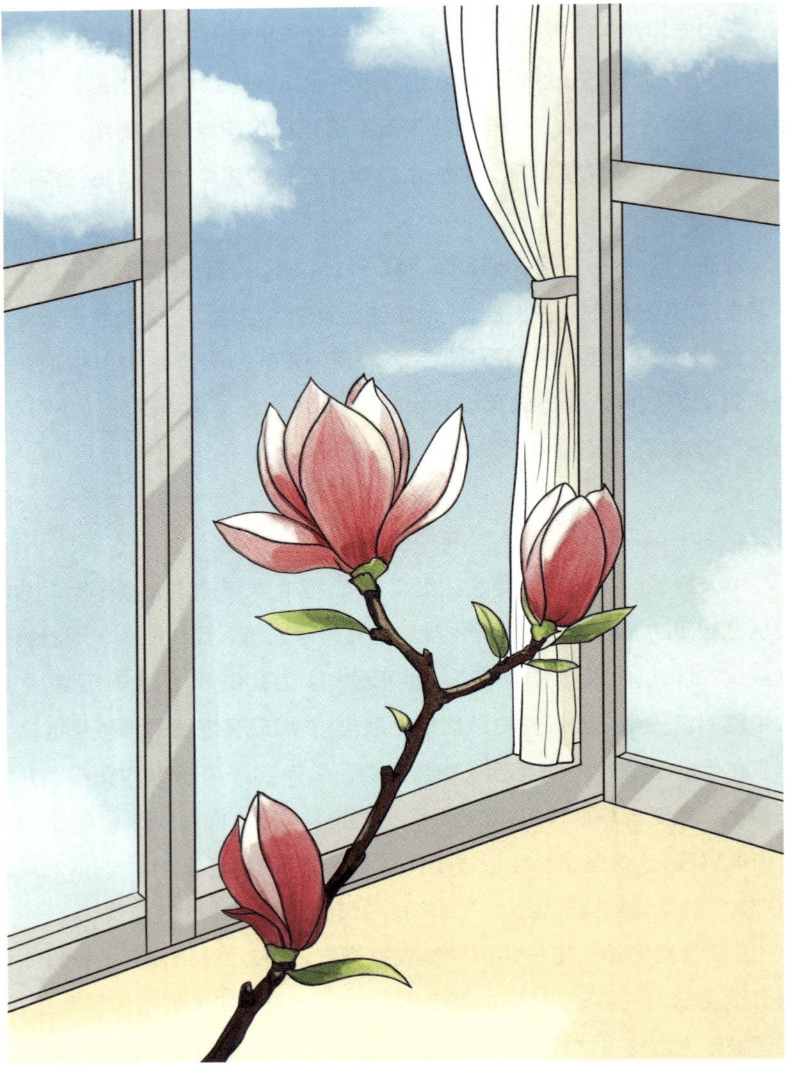

窗外玉兰花正开到荼蘼，我和刘阿姨一同走向康复花园。阳光穿过树梢时，她忽然转头问我：“林护士，你说这些伤痕……”“是生命颁发的勇气勋章。”我把她的防晒披肩调整成 45° 防护角，“要像保护初恋那样守护它们——轻柔、坚定、充满期待。”

或许所谓治愈，从来不是消灭所有伤痕，而是学会将疼痛编织成光的容器。